Menschenmedizin

Für eine kluge Heilkunst

Von Christian Hess und
Annina Hess-Cabalzar

Suhrkamp

medizinHuman
Herausgegeben von Dr. Bernd Hontschik
Band 2

suhrkamp taschenbuch 3819
Erste Auflage 2006
© Rüffer & Rub Sachbuchverlag 2001
Lizenzausgabe mit freundlicher Genehmigung des
Rüffer & Rub Sachbuchverlag
Suhrkamp Taschenbuch Verlag
Druck: Druckhaus Nomos, Sinzheim
Printed in Germany
Umschlag: Göllner, Michels, Zegarzewski
ISBN 3-518-45819-1
ISBN 978-3-518-45819-8

1 2 3 4 5 6 – 11 10 09 08 07 06

Inhalt

Einleitung

Durch ihre einseitige, mit einem technischen Imperativ verbundene Entwicklung hat die Medizin – obwohl unzweifelhaft erfolgreich – an Direktheit, an Zwischenmenschlichkeit und Unmittelbarkeit verloren. Sie hat damit dem Patienten das wesentliche Gefühl des ›Gemeintseins‹ genommen und sich zunehmend in eine kalte, gefühlsarme, berechenbare und ökonomisch bewertbare Wissenschaft gewandelt. Patienten suchen vermehrt Hilfe bei anderen, sogenannt komplementär-medizinischen Fachleuten, die dieses Manko an Zuwendung erkennen und ausfüllen, dabei aber in vielen Fällen Versprechungen machen, deren Erfüllbarkeit nur ungenügend belegt ist. Zugespitzt formuliert: Die einen verfügen zwar über Methoden und Beweise für ihr Tun, verlieren aber immer mehr den Zugang zu den Menschen; die anderen besitzen diesen Zugang, aber nur vage Techniken und Therapieformen. Beiden fehlt also etwas, aber beide erfüllen in bestimmten Punkten berechtigte Bedürfnisse der Menschen. Es wäre somit naheliegend, eine Gesundheitsversorgung anzubieten, die beiden Aspekten gerecht oder zumindest gerechter wird.

Es müßte ein Modell geschaffen werden, innerhalb dessen sowohl die heute mögliche medizinische Versorgung praktiziert als auch ausreichend Raum geboten werden kann: Raum für den einzelnen Menschen, der sich den Fragen nach der Bedeutung von Begriffen wie Kranksein und Gesundsein, den Fragen zu Themen der Endlichkeit, des Sterbens und unseres gesellschaftlichen und individuellen Verhältnisses dazu stellen will; aber auch den Fragen nach dem subjektiven Sinn von Krankheit und Leiden und dem

Umgang damit. Ein Modell, das sich zudem mit den aktuellen wirtschaftlichen Problemen des Gesundheitswesens auseinandersetzt und auf die drängenden Fragen der Finanzierbarkeit Antworten gibt.

Und genau darum geht es in diesem Buch: um die Darstellung eines Modells, das sich seit über zwölf Jahren dieser Herausforderungen angenommen hat und sich beharrlich suchend zu etwas entfaltete – und weiter entfaltet –, das zur Lösung der Probleme beitragen soll. Ein Modell des weiteren, das die politischen wie auch wissenschaftlichen Bedingungen berücksichtigt und nicht zuletzt den unschätzbaren Vorteil besitzt, nicht nur aus schönen Gedanken, sondern aus gelebtem Alltag gewoben zu sein. Entstanden ist dieses Modell aus dem Unbehagen von Patienten, aber auch aus unserem eigenen.

Konkrete Entwürfe können – genauso wie das Leben – nicht ausschließlich auf vorgefaßten Plänen basieren. Sie unterstehen einem dynamischen Prozeß, müssen – in steter Interaktion mit der Realität – in unzähligen Experimentierschleifen angepaßt, erweitert oder wieder begrenzt werden.

Genauso ist es mit dem »Modell Affoltern«. Daß ihm in diesem Buch ein ausführlicher theoretischer Teil vorangestellt ist, soll einem besseren Verständnis dienen und ist nicht als ursprüngliche abstrakte Basis des Modells zu verstehen. Am Anfang stand eine Vision, eine Vorstellung davon, wie es anders, ›richtiger‹, dem Menschen gerechter sein könnte. Die theoretische Grundlage floß aber auch aus der konkreten Arbeit ein, wurde immer klarer und kristallisierte sich in vielen Teilen aus einem intuitiv richtig gestalteten Alltag heraus. Selbstverständlich erhebt dieser theoretische Teil nicht den Anspruch einer unumstößlichen Wahrheit. Theoretische Schlußfolgerungen sollen weiterhin in der Auseinandersetzung mit Patienten, mit Mitarbeitern und der Gesellschaft im allgemeinen entwickelt und gezogen werden. Ein Modell, das sich in letzter Konsequenz am Geheimnis des Lebens und dessen Abgründigkeit orientiert, wird immer fragend bleiben.

Der vorliegende Ansatz verschiebt auch wesentliche Akzente im Selbstverständnis der Menschen, die heute im Gesundheitswesen tätig sind oder es beanspruchen. Konkret zeigt sich dies in erster Linie in einer neuen Haltung der Mitarbeitenden sich selbst, den Patienten und deren Kranksein gegenüber. Es offenbart sich aber auch in einem veränderten Gebrauch und Einsatz der zur Verfügung stehenden Möglichkeiten, über die letztlich der einzelne Patient entscheidet. Unsere Aufgabe ist es, den notwendigen Raum zur Verfügung zu stellen, damit Abläufe der individuellen Wahl, der Hinterfragung und Sinnfindung, der Selbstbegrenzung überhaupt stattfinden können.

Praxisorientierte Leser können den theoretischen Teil auch überspringen und direkt beim Kapitel »Die gelebte Vision – das unspektakulär Spektakuläre« beginnen. Um ähnliche Modelle ins Leben zu rufen, kann jedoch kaum auf eine fundierte Theoriebildung verzichtet werden.

Christian Hess
Annina Hess-Cabalzar

1.
Das Gesundheitssystem in der Sackgasse – Gründe für die heutige Krise

Daß die Gesundheitssysteme der Industrienationen in einer Krise stecken, wird niemand bestreiten. Beredtes Zeugnis liefern bereits die Medien mit ihren Schlagzeilen, Analysen, Lösungsvorschlägen und ›Entlarvungen‹ der Schuld und der Schuldigen. Aus den unzähligen Einzelaspekten, die je nach politischer Tagesaktualität in den Vordergrund gerückt werden, konvergiert doch alles immer wieder auf die Frage der Finanzierbarkeit und der damit verbundenen Lastenverteilung. Daraus könnte man schließen, daß die Krise in erster Linie wirtschaftlich bedingt ist und es für eine befriedigende Lösung lediglich entsprechender Spezialisten bedarf. Allerdings hält diese simple Schlußfolgerung kritischer Begutachtung nicht stand.

Erste ernsthafte Zweifel tauchen auf, wenn man bedenkt, wieviel ökonomisches Know-how in unserer Gesellschaft vorhanden ist, wieviel davon bereits ins Gesundheitswesen investiert wurde, aber wie gering der unter dem Strich faßbare Nutzen ausfällt. Alles nur auf die Passivität, die Böswilligkeit oder die Unfähigkeit der verantwortlichen Akteure zurückzuführen ist wohl doch zu einfach, auch wenn unbestreitbar ist, daß die sture Verteidigung von Einzelinteressen mögliche Verbesserungen und Entwicklungen behindert und verzögert oder in einzelnen Situationen gar verunmöglicht.

Welche Aspekte sind es denn, die bei präziserer Analyse eine ›Therapie‹ der kranken Gesundheitssysteme bremsen? Warum werden sie kollektiv verkannt, und welche Ansätze bräuchte es, um sie zu lösen?

Wir leben in einer Zeit, die durch einen radikalen Freiheitsanspruch geprägt ist, der im Verlauf der letzten zweihundert Jahre praktisch alle hergebrachten Bindungen auflösen ließ: das Getragensein in Gott, in der Natur sowie in verbindlichen sozialen Normen. Das Resultat: ein offenes Gesellschaftssystem, was Slogans wie »*Anything goes*« frönt und einen unverkennbaren Hang zur Beliebigkeit hat, denn ohne verbindliches Wertesystem ist kein menschliches Verhalten besser oder schlechter als ein beliebig anderes. Das einzige, was innerhalb dieser Beliebigkeit noch einen gemeinsamen Nenner zu versprechen scheint, ist der Ökonomismus, der postuliert, daß alles und jeder in dieser Gesellschaft sich nur an seiner ökonomischen Realisierbarkeit mißt. Ist aber der ökonomische Erfolg der einzige verbliebene Wert, muß sich alles ihm und seinen Gesetzen unterstellen. Dieser Leitsatz ist gleichsam zur ›letzten‹ Ideologie geworden, in der sich das Freiheitsideal der Moderne zur Geltung bringt. Die letzte Freiheit aber, diesen ökonomischen Imperativ selbst in Frage zu stellen, ist verpönt.

Hatte die Moderne das Ziel, alle hergebrachten Weltanschauungen und starren Glaubenssysteme aufzulösen, betont der Begriff »Ökonomismus« – im Unterschied zu »Ökonomie« – die ideologische Komponente, die sich unbemerkt wieder eingeschlichen hat. Daß aus diesem eindimensionalen Ansatz heraus Krisen, in welchen Bereichen auch immer, zuallererst und fast ausschließlich als Finanzierungskrisen definiert werden, ist folgerichtig, aber falsch. Es ist daher notwendig, dem ökonomischen Imperativ die Komplexität der Wirklichkeit entgegenzuhalten.

Eine Metapher, die für die Situation des Gesundheitswesens beigezogen werden kann, ist die der Sackgasse: Steckt man in der Sackgasse, führt das Fortschreiten auf demselben Wege, auch mit anderem Schuhwerk, verändertem Tempo, reduziertem Energieverschleiß usw., nur tiefer hinein. Nur in der Umkehr ist tatsächlich etwas gewonnen.

Kurzer ökonomischer Exkurs
Setzen wir die Entwicklung der Kosten (x) des Gesundheitswesens als graphische Kurve über den Faktor Zeit (t), so ergibt sich folgendes simples Bild:

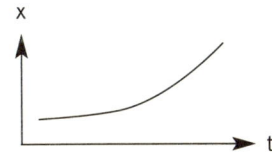

Die Steilheit der Kurve kann variieren; diese Variationen weisen je nachdem auf eine beschleunigte oder abgebremste Kostensteigerung hin, ändern aber nichts am Grundsachverhalt. Werden durch ökonomische Eingriffe (y), welcher Art auch immer, eine Rationalisierung und Optimierung erreicht, so rückt die Kurve um den gewonnenen Anteil nach unten.

Setzen wir auf der Ordinate (x) einen Schwellenwert[*] fest (z.B. das Bruttoinlandprodukt, BIP), der nicht überschritten werden darf, so ergibt sich folgende Darstellung:

[*] Die Definition dieses Schwellenwertes ist ein Problemkreis für sich, auf den an dieser Stelle nicht näher eingegangen werden soll. Ein solcher Wert kann in einer Demokratie wahrscheinlich nur über die direkte Volksbefragung ermittelt werden.

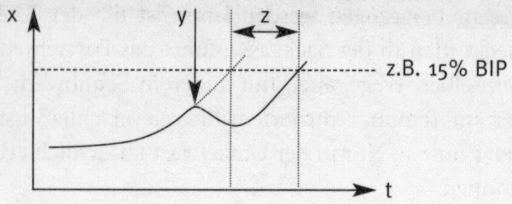

Es zeigt sich, daß eine Intervention eine mittelbare Absenkung der Kurve bewirkt und der Schnittpunkt mit dem angenommenen Schwellenwert auf später – nach ihrem Wiederanstieg – verzögert werden kann. Was wir erreicht haben, kann als Zeitgewinn (z) verbucht werden. Doch Zeitgewinn allein, ohne Korrektur des Kurses, ergibt in einer Sackgasse nur kurzfristig und damit auch nur scheinbar eine Lösung. Denn bald tauchen dieselben Probleme wieder auf, in aller Regel ungleich akzentuierter. Beschränkt man sich demzufolge im Gesundheitswesen weiter wie bisher auf solche vermeintlichen Problemlösungsmechanismen, werden die periodisch aufkommenden Hoffnungen auf Besserung ebenso regelmäßig enttäuscht.

Der erreichte Zeitgewinn bietet allerdings nicht zu unterschätzende Vorteile. Denn Neuorientierungen ergeben sich nicht von selbst oder per politischen Entscheid, schon gar nicht in einem Gebiet wie dem der Gesundheitsversorgung, in dem auch Bagatellen immer existentielle Bereiche mitberühren. Neuorientierungen können nur aufgrund basisorientierter Prozesse erfolgen – und solche brauchen immer Zeit. Die gewonnene Zeit sollte somit dafür genutzt werden, die gesellschaftliche Neuorientierung – die einzige Hoffnungsoption in der Sackgasse – anzugehen, und darf keinesfalls zur Beruhigung und Untätigkeit verführen.

Damit sollte klar sein, daß es keineswegs darum geht, Rationalisierungs- und Rationierungsdiskussionen als falsch oder verfehlt zu klassifizieren. Nur reichen daraus abgeleitete Korrekturen allein nicht, weil sie zwar wichtig, aber nicht ›Not wendend‹ sind. Die Kostenspirale gründet im wesentlichen auf folgenden fünf Faktoren:

1) Demographische Entwicklung in den industrialisierten Ländern;
2) Entwicklung medizinischer Möglichkeiten mit entsprechend kostspieligen Therapieoptionen (Gentherapie u.ä.);
3) Zunahme der Anzahl Menschen, die dank der Medizin eine Besserung ihrer Lebensqualität erfahren, aber dauernder Behandlung bedürfen (Diabetiker, Nierentransplantierte, HIV-Erkrankte, usw.);
4) Erhöhte Anspruchshaltung an das Gesundheitssystem;
5) Anstieg des Risikoverhaltens in Verkehr, Sport, Freizeit, Ernährung und Industrie.

All diese Faktoren machen jeden durch Rationalisierungs- oder Rationierungsmaßnahmen erreichten ›Gewinn‹ umgehend wieder zunichte.

Wo sind aber nun die tieferliegenden Aspekte der Krise im Gesundheitswesen zu orten? Welchem Diskurs muß sich unsere Gesellschaft stellen, dem sie bisher ausgewichen ist?

Die ausgeblendeten Ursachen

Eine Gesellschaft, die sich der Freiheit verschrieben hat, hat sich ebenso der Idee der unbeschränkten Machbarkeit verschrieben. Freiheit bedeutet Wahl, Wahl setzt Selbstbestimmung voraus. In diesem Umfeld sind Einschränkungen und Grenzen, wie Krankheit und Vergänglichkeit es sind, unliebsame Themen, die die Illusion absoluten Frei-seins und Wählenkönnens bedrohen. Freisein innerhalb von Grenzen – besonders von individuellen und vielleicht als ungerecht erlebten Grenzen – ist ein hoher Anspruch. Freiheit bedeutet ja in erster Linie einmal Unabhängigkeit, und gerade diese ist in der Krankheit in mehrfacher Hin-sicht nicht mehr gegeben.

Bereits das Abhängigwerden von einer Fachperson be-deutet Autonomieverlust, auch wenn durch freie Arzt-wahl und teilweise freie Krankenhauswahl wenigstens eine Teilautonomie bestehen bleibt. Dazu kommen die Einschränkungen durch die Krankheit selbst und die un-weigerliche Konfrontation mit der eigenen Sterblichkeit. Allesamt unangenehme Dinge – verständlich darum, daß sich die Gesellschaft im allgemeinen nicht freiwillig der Diskussion solcher Themen stellen mochte und sie bis-lang an den einzelnen und die ihn betreuenden Fachper-sonen delegierte. Und doch kommt, wie sich immer deut-licher erweist, das Gesellschaftssystem als Ganzes letztlich nicht um diese Fragen herum. Vorerst werden die Grenzen der Machbarkeit und Freiheit im Finanziellen sicht- und spürbar. Gründen tun sie allerdings tiefer, nämlich a) in der *existentiellen Situation des Menschen selbst* sowie b) *in der Widerspruchsstruktur des Begriffs Freiheit*.

Existentiell ist der Mensch dadurch betroffen, daß auch die Moderne weder Krankheit noch Endlichkeit elimi-niert, die damit verbundenen Eingrenzungs- und Ver-gänglichkeitsängste nicht aufgehoben hat und ihr An-spruch auf unbegrenzte Freiheit deshalb radikal gefährdet ist. Wird an diesem nicht einlösbaren Ideal der Moderne dennoch festgehalten, ergibt sich zwangsläufig ein System, das durch immer neue medizinische Möglichkeiten eine

Art Hoffnungsträgerstrategie bietet. Daß eine solche Strategie keinen Endpunkt besitzt, in eine endlose Spirale mündet, deshalb ins ›Unendliche‹ wächst und somit nichts anderes als eine unbrauchbare Alibifunktion erfüllt, wird dabei in Kauf genommen.

Innerhalb des Freiheitskonzepts, unserem zweiten Punkt, impliziert jede Entscheidung, die frei getroffen wird, das parallele Ausscheiden von Alternativen. Wo immer also gewählt wird – und Freiheit braucht Wahl, um sich zu entfalten –, bleiben Möglichkeiten ungenutzt.

Zusammenfassend kann festgehalten werden, daß nach und in einer Zeit ungeahnter medizinischer Erfolge zunehmend Grenzen aufleuchten. Scheinen diese auch vorerst vorwiegend finanzieller Natur, so zeigt sich bei näherer Betrachtung, daß deren Ursprung tiefer, nämlich in den existentiellen Bedingungen des Menschseins selbst gründet. Diese Bedingungen sind, wie schmerzlich klar wird, von Endlichkeit, Vergänglichkeit, nur bruchstückhafter Autonomie und Freiheit, kurz: von Grenzen nicht zu trennen.

2.
Bestimmung der Grundbegriffe

2.1. Gesund – krank

Gesund und krank – wir glauben zu wissen, was diese Worte bedeuten, ihren Inhalt zu verstehen, und benutzen sie ohne viel Nachdenken mit großer Selbstverständlichkeit. Werden wir aber gebeten, Gesundheit zu definieren, tun wir uns schwer damit. Die Definition der Weltgesundheitsorganisation (WHO) lautet: *»Gesundheit ist ein Zustand vollständigen physischen, psychischen und sozialen Wohlbefindens, und nicht nur das Freisein von Krankheit oder Gebrechen.«*[1] Diese Begriffsbestimmung läßt uns aber weder verstehen, was dieses Gut »Gesundheit« überhaupt ist, noch hilft es uns in unserem Bestreben, besser mit Gesundheit und Krankheit umzugehen, weiter. Auch liegt in dieser Definition ein verhängnisvoller Ansatz, der mit den Problemen des heutigen Gesundheitswesens eng verknüpft ist. Außerdem scheint diese Erklärung eher Folge des Selbstverständnisses der Industrienationen darüber zu sein, was Gesundheit sein sollte, und leitet sich nicht aus existentiellen Voraussetzungen ab. Sie eignet sich deshalb nur bedingt als allgemeinverbindlicher Leitgedanke oder Orientierungspunkt. Dieser Erklärungsversuch kommt einem hermeneutischen Zirkel gleich, indem das Verständnis von Gesundheit so gedeutet wird, wie es bereits zuvor wahrgenommen wurde, und die Deutung dann wiederum der Bestätigung der ursprünglichen Wahrnehmung dient.* Wäre – der hermeneutischen Tradition folgend – auch eine andere tiefergreifende Deu-

---

* Hermeneutik: Erklärungslehre, Auslegungskunst; hermeneutischer Zirkel: gemäß Martin Heidegger der Zirkelschluß, der sich dadurch ergibt, daß der Gegenstand des Verstehens, der erst durch die hermeneutische

tung von Gesundheit denkbar? Eine Definition, die ebenfalls für andere Kulturen gelten könnte, weil sie mehr von den existentiellen Gegebenheiten des Menschen als von den Wünschen einer industrialisierten Gesellschaft ausgeht?

In seiner äußerst lesenswerten Textsammlung *Über die Verborgenheit der Gesundheit* denkt der Philosoph Hans-Georg Gadamer über die Begriffe »Gesundheit« und »Krankheit« nach. Er kommt dabei zum bereits im Titel anklingenden Befund, daß der Gesundheit etwas eigentümlich Verborgenes, nicht unmittelbar Faßbares anhaftet, woraus sich auch die Schwierigkeit der Begriffsdeutung erklären ließe. Im Text zur *Philosophie der praktischen Medizin* heißt es: »*Was ist Gesundheit? Man weiß ungefähr, was Krankheiten sind. Sie haben sozusagen die Aufständigkeit des ›Ausfalls‹. Sie sind ihrem Erscheinen nach Gegenstand, etwas, das Widerstand leistet, den man brechen soll. Man kann dies unter die Lupe nehmen und auf seinen Krankheitswert hin beurteilen, und zwar auf allerlei Weisen, die eine objektivierende Wissenschaft im Zuge der modernen Naturwissenschaft uns an die Hand gegeben hat. Aber Gesundheit ist etwas, das all dem auf eigentümliche Weise entzogen ist. Gesundheit ist nicht etwas, das sich als solches bei der Untersuchung zeigt, sondern etwas, das gerade dadurch ist, daß es sich entzieht. Gesundheit ist uns also nicht ständig bewußt und begleitet uns nicht besorgt wie Krankheit. Es ist nicht etwas, das uns zur ständigen Selbstbehandlung einlädt oder mahnt. Sie gehört zu dem Wunder der Selbstvergessenheit.*«[2] Und an anderer Stelle: »*Trotz aller Verborgenheit kommt sie in einer Art Wohlgefühl zutage und mehr noch*

Methode beschrieben werden soll, durch die eigene subjektive Erfahrung vorbestimmt ist.

darin, daß wir vor lauter Wohlgefühl unternehmungsfreudig, erkenntnisoffen und selbstvergessen sind und selbst Strapazen und Anstrengungen kaum spüren – das ist Gesundheit.«[3]

Ähnlich folgert Wilhelm Schmid in *Schönes Leben? Einführung in die Lebenskunst* im Kapitel »Gesundheit als Lebenskunst«: »*Provisorisch könnte Gesundheit definiert werden als: reibungsloses Funktionieren des Organismus, Wohlgeordnetheit der Psyche. Krankheit wäre dann: Dysfunktionalität, Störung der Ordnung. Aber ist in allen Fällen klar, was Ordnung und was Störung ist? Was ist, wenn die Ordnung nichts anderes ist als eine von Menschen gesetzte Norm, deren Verletzung dann die Störung ist? Und wie viel Störung braucht eine Ordnung eventuell, um gut funktionieren zu können? Gesundheit als Lebenskunst zu thematisieren, macht zuallererst erforderlich, ein allzu oberflächliches Verständnis von Gesundheit und eine normative Setzung ihres Werts kritisch zu befragen, um möglichst auszuschließen, zum naiven Opfer bloßer Definitionen und möglicherweise unsinniger Normen zu werden. Es hätte ja wohl keinen Sinn, die erstrebte Gesundheit auf Grundlagen zu stellen, die selbst krank wären und Krankheit generieren.*«[4]

Beide Autoren tasten sich äußerst vorsichtig an ihre jeweiligen Definitionsversuche heran. Schmid zieht dabei sogar ausdrücklich in Erwägung, eine voreilige, oberflächliche Definition von Gesundheit könnte selbst wieder Krankheit generieren.

Aus den bisherigen Überlegungen ergeben sich folgende Schlußfolgerungen: Erstens ist es notwendig, eine allgemein praktikable Festlegung der Begriffe »gesund« und

»krank« zu finden, die die Betrachtungen und Bedenken der zitierten Autoren mit einbezieht oder ihnen zumindest nicht widersprechen würde. Zweitens sollte – solange unterschiedliche Auffassungen bestehen – die jeweils zugrunde liegende Definition offen deklariert werden, um zu verhindern, daß Sprache, Austausch und Diskurs nicht mehr Wirrnis schaffen, als sie zur Klärung beitragen. Denn erst die Definition legt die Basis und macht verstehbar, warum mit Krankheit und Leiden so und nicht anders umgegangen wird.

Gadamer zeigt, daß sich Gesundheit indirekt, über die Abwesenheit der Krankheit definiert und diese selbst sich darstellt als ein Zustand der fehlenden Ganzheit, als Zustand, dem etwas fehlt: *»... eine berühmte Stelle in Platos Phaidros. Da ist davon die Rede, daß, wie berühmte Ärzte der Griechen gesagt hatten, die Behandlung des Leibes durch den Arzt nicht möglich sei ohne die Behandlung der Seele, ja, daß vielleicht noch nicht einmal das genüge, sondern daß sie auch nicht möglich sei ohne das Wissen um das ganze Sein. Das ganze Sein heißt auf griechisch:* ὅλη οὐσία. *Wer dies Wort als griechisch versteht, der hört in dem Ausdruck ›das ganze Sein‹ ›das heile Sein‹ mit. Das Ganzsein des Ganzen und das Heilsein, die Gesundheit des Heilen, scheinen aufs engste verknüpft. Auch wir sagen, wenn wir krank werden, daß uns etwas fehlt.«* [5]

Gesundheit und Krankheit sind also ineinander verquickt, aber nicht nur, wenn es um ihre Definition geht. Tatsächlich ist es eine jahrtausendealte Erfahrung, daß Leben – wo und wie immer es in Erscheinung tritt – nicht nur gesund, sondern auch krank ist bzw. sein kann. Gesundheit und Krankheit sind sowohl in ihren Erscheinungsformen als auch in der subjektiven Erfahrung zwei sich gegenseitig bedingende Begriffe, die sich nicht so einfach isolieren lassen. Ihr vordergründiger Gegensatz ist irreführend und entpuppt sich bei näherer Betrachtung als sich wechselseitig voraussetzender, jedem Leben zugehöriger Zustand.

Dieses System der Polarität ist eine allgemeingültige Grundstruktur. Es besagt, daß zu jedem Begriff zwingend ein Gegenbegriff entsteht bzw. bereits besteht.[6] Dieser kann zunächst gegensätzlich scheinen, ist im Grunde aber nur der ergänzende Aspekt der einen, untrennbaren Wirklichkeit, die in ihrer Ganzheit oft nicht unmittelbar erkannt werden kann. Es begegnet uns in Begriffspaaren wie hoch und tief, hell und dunkel, heiß und kalt, schnell und langsam, süß und sauer, schwer und leicht, Lust und Unlust, Freud und Leid, Mann und Frau, gut und böse usw.

Aber auch in allen physiologischen Prozessen und medizinischen Sparten, wie bei Einatmen und Ausatmen, Wachsein und Schlafen, bei Systole und Diastole, bei Sympathikus und Parasympathikus, beim Plus und Minus der Zellmembran, in der Gerinnung wie in der Endokrinologie, in der Neurologie wie in der Genetik usw. Einzig das Zusammenspiel der gegensätzlichen Seiten führt letztlich zu dem, was wir Leben nennen. Und bereits vor über zweitausendfünfhundert Jahren formulierte Laotse in seinem berühmten *Tao Te King* im zweiten Vers:

Wenn die ganze Welt Schönes als schön erkennt,
Entsteht das Häßliche.
Wenn die ganze Welt Gutes als gut erkennt,
Entsteht das Böse.

Sein und Nicht-Sein erschaffen einander.
Schwierig und einfach ergänzen einander.
Lang und kurz heben sich voneinander ab;
Hoch und tief ruhen aufeinander;
Stimme und Klang schwingen miteinander;
Vorne und hinten folgen einander.[7]

Es scheint also, daß wir Menschen nicht nur in der Wahrnehmung der Welt über unsere Sinnesorgane (leicht/schwer, gutriechend/übelriechend, hell/dunkel, süß/sauer, spitz/stumpf, laut/leise), sondern auch in unserem moralischen Empfinden (gut/böse) und in unserem Denken (Subjekt/Objekt, Erkennen/Erkanntes, Wahres/Unwahres) an diese Polarität als Grundbedingung gebunden sind: »*Man kann die Idee von der inneren Einheit der Gegensätze kaum als etwas bezeichnen, das nur bei östlichen oder westlichen Mystikern vorkommt. Wenn wir uns der modernen Physik zuwenden, dem Gebiet, auf dem der abendländische Verstand seine größten Fortschritte gemacht hat, finden wir weitere Versionen von der Realität als Vereinigung des Gegensätzlichen. Ein Gegenstand, der dem einen Beobachter so erscheint, als sei er in Ruhe, ist für einen anderen Beobachter zur gleichen Zeit in Bewegung. Ebenso verschwindet die Aufspaltung zwischen Welle und Teilchen ... Selbst die uralte Trennung von Masse und Energie ist Einsteins $E = mc^2$ zum Opfer gefallen, und diese ehemaligen ›Gegensätze‹ werden heute als lediglich zwei Aspekte einer Realität angesehen.*«[8]

Eine besonders treffende bildliche Umsetzung dieses Konzepts liefert folgende Darstellung M.C. Eschers.

Escher macht graphisch ersichtlich, daß die weißen Vögel nur so lange existieren können, wie die schwarzen

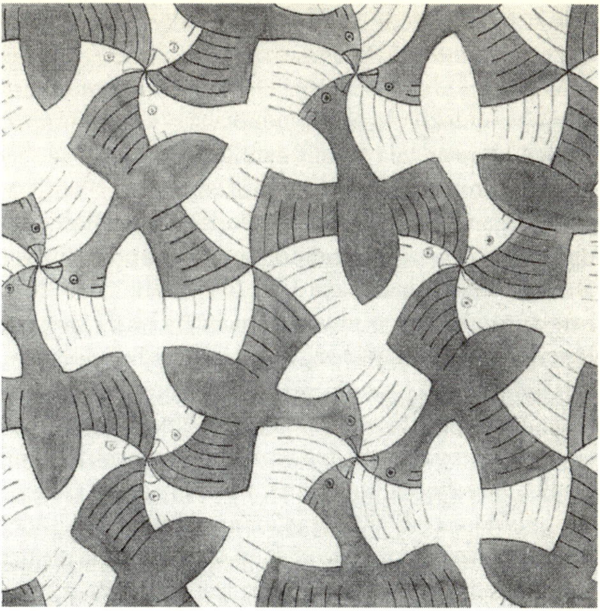

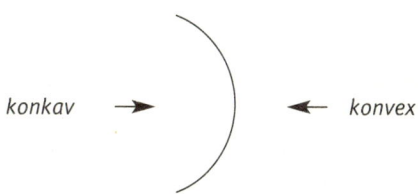

Periodische Zeichnung 44; XII 1941 Vogel[9]

präsent sind; die einen sind konstituierend für die anderen.

Ein zweites Beispiel, das der Veranschaulichung des Gesagten dient, findet sich im Polaritätspaar »konkav/konvex«, bei dem in der graphischen Darstellung der Gegenbegriff zwingend entsteht:

konkav →) ← *konvex*

Allgemein läßt sich festhalten: Die vordergründigen Gegensätze müssen als sich ergänzende und gegenseitig bedingende Pole einer untrennbaren Wirklichkeit, die in ihrer Gesamtheit oft nicht unmittelbar zu erkennen ist, verstanden werden. Diese Gesamtheit wird nur über den Umweg von Raum und Zeit (selbst wieder ein Polaritätspaar) begreifbar. Diese zwei Dimensionen sind – wie uns die Physik lehrt – ineinander überführbar. Indem wir Dinge, Gefühle und Begriffe nacheinander (Zeit) oder nebeneinander (Raum) wahrnehmen, erschließt sich uns die Idee der Gesamtheit. Zwei erklärende Beispiele: Eine Türe wird von der einen Seite als Eingang, von der anderen als Ausgang angesehen (Raum); eine alte Schallplatte enthält auf ihrer Vorder- und Rückseite (Raum) ein ganzes Konzert, zu dessen Wahrnehmung wir aber Zeit brauchen. Und genauso verhält es sich beim Begriffspaar Gesundheit und Krankheit: Sie sind nicht voneinander zu trennen und bilden zusammen ein Ganzes, dessen Gehalt größer ist als vordergründige Gesundheit oder Krankheit allein und mit dem Begriff Heil – wie von Gadamer erwähnt – in Verbindung steht. Es kann deshalb auch das Paradoxon geben, daß jemand gerade durch seine Krankheit geheilt wird.

Für den Moment genügt es festzustellen, daß Gesundheit und Krankheit zwei polare Begriffe sind, die sich nicht ohne Einbuße voneinander trennen lassen. Aber genau das ist passiert: Unterstützt durch Definitionen wie die der WHO wurde Gesundheit zunehmend als isolierbares Gegenteil von Krankheit verstanden, und man realisierte nicht, wieviel Krankmachendes und Unlösbares daraus entstand. Krankmachend deshalb, weil ein derart losgelöster Gesundheitsbegriff Hoffnungen auf Ideal-

lösungen weckt, die gar nicht zu erfüllen sind, und demgegenüber die kleinste Störung zur Krankheit verkommt.
Empfindet er kein uneingeschränktes Wohlgefühl, wird
der einzelne gedrängt zu glauben, daß möglicherweise die
eine oder andere Krankheit, hinterlistig und noch kaum
spürbar, in ihm angelegt ist. Das Gesundheitssystem als
Ganzes kann gegenüber einem solchen Anspruch nur versagen. Und so bewahrheitet sich die eingangs zitierte Ver-
mutung Schmids, Gesundheit sei begrifflich auf Grundlagen gestellt worden, die – da unvollständig – selbst
krank seien und Krankheit generieren.

Gesundheit als Gegensatz von Krankheit hochzustili-
sieren ist weder theoretisch noch aufgrund praktischer Erfahrungen begründbar. Tut man es dennoch, entsteht unweigerlich eine Unmenge an Therapieangeboten – nicht
nur im schulmedizinischen Bereich, sondern auch in allen
Sparten der Komplementärmedizin –, die in steigendem
Maß in Anspruch genommen werden. Die endlose Mengenausweitung ist in Gang gesetzt, keine betriebswirt-
schaftliche Maßnahme kann sie mehr nachhaltig bremsen.

Zusammenfassend lautet darum die erste Erkenntnis
der bisherigen Überlegungen: Angetrieben durch die
Scheinvorstellung absoluter Machbarkeit und Freiheit
wurde in den letzten Jahrzehnten die Definition des Ge-
sundheitsbegriffs zunehmend verzerrt und damit auch ein
Gesundheitssystem gebildet, das mehr und mehr in Frage
gestellt wird. Vordergründig, weil dessen Finanzierbarkeit
je länger, desto weniger möglich ist und es – für den einzelnen Menschen schwerwiegender – seine Versprechen
unbegrenzten Wohlempfindens nicht einlösen kann.
Hintergründig, weil es die fundamentale Bezogenheit und

gegenseitige Bedingtheit von Gesundheit und Krankheit mißachtet.

Als Ausweg aus dieser Situation wird immer öfter die Prävention, die Vorbeugung, erwähnt und als Allheillösung angepriesen, vor allem von seiten der Politik. Nur: Kommt man mit einem solchen Konzept nicht vom Regen in die Traufe? Glaubt man nämlich, mit Prävention vor Krankheiten schützen und die ›reine‹ Gesundheit erhalten zu können, ist dies ebenso naiv, wie sich nach Licht ohne Schatten zu sehnen oder eine Tür nur als Eingang, keinesfalls aber auch als Ausgang bauen zu wollen. So verstanden, führt Prävention fatalerweise lediglich dazu, daß auch Menschen, die im Sinne Gadamers noch im Wunder der Selbstvergessenheit der Gesundheit weilen, zu argwöhnen beginnen, was im Versteckten bereits kränkeln könnte, und dies wäre der Beginn ständiger Besorgnis.

So gesehen, macht Präventivmedizin krank, weil wir alle potentiell krank sind: Menschen beginnen Medikamente zu schlucken, um ihr Cholesterin zu senken, Aspirin einzunehmen, um gegen Herzinfarkt und Demenz vorzubeugen, und Frauen lassen sich beidseitig ihre gesunden Brüste wegoperieren, weil im Gentest das *Breast Cancer Antigen* nachgewiesen wurde. Auf höchst kostspielige und leidvolle Art erzwingt sich das Gesetz der Polarität sein Recht: Der unselige Versuch, Gesundheit von Krankheit zu isolieren, hat sich die Krankheiten geschaffen, bevor sie tatsächlich da sind. Das einseitige Verstärken des einen Pols führt zwangsläufig zum Erstarken des anderen und nie zu seiner Elimination. Im Kreismodell findet sich dafür die beste Veranschaulichung: Ein Flugzeug, das rund um die Erde fliegt, kommt mit zunehmender Entfernung seinem Ausgangspunkt wieder näher. Den analogen Schluß – daß mit zunehmender Distanz zu Krankheit diese wieder näher rückt – würden heute nur die wenigsten akzeptieren. Und trotzdem stimmt er mit der Realität überein.

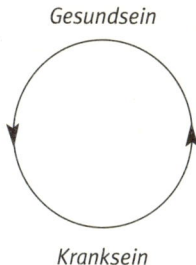

Gesundsein

Kranksein

Die sich daraus ergebende Forderung nach Gleichgewicht gilt nicht nur für die persönliche Lebensführung, sondern auch für gesellschaftliche Prozesse, insbesondere in Forschung und Politik.

Kurzer Exkurs zur Forschung
Auch die Forschung ist mehrheitlich dem gleichen Mißverständnis erlegen und hat sich nahezu ausschließlich der Entschlüsselung sogenannter Krankheiten und derer Ursachen verschrieben. Sie wäre ausgewogener und weniger einseitig ausgerichtet, akzeptierten auch ihre Protagonisten vermehrt die Idee, daß Krankheit und Gesundheit einander bedingen. Gesundheit und Gesunderhaltung stellten auch dann attraktive Forschungsthemen für Wissenschaftler dar, wenn diese sich nicht nur auf die Abwehr von Krankheit und Leid, sondern auf die Unterstützung von Gesundheit an sich konzentrieren würden.

Erst Aaron Antonovsky hat als Gegenstück zur Pathogenese den Begriff der Salutogenese geprägt.[*][10] Warum hat man sich nicht schon früher dem Naheliegenderen, im Grunde Gewünschten, dem Gesundheitsaspekt also, gewidmet und vermehrt Gesundheitsforschung betrieben?

Letztlich liegt die Ursache vermutlich darin, daß Gesundheit – wie Gadamer es ausdrückt – etwas Verborgenes ist, das vorerst und vor allem darin besteht, daß es sich entzieht. Krankheit hingegen wurde als etwas Störendes, als etwas ›Aufständisches‹ und damit ›Gegenständiges‹ empfunden. Und Gegenständlichkeit ist die Voraussetzung naturwissenschaftlicher Forschungszugänglichkeit: Forschung braucht ein Gegenüber, braucht ein ›Objekt‹. Im naturwissenschaftlichen Sinn definiert sie sich gerade dadurch, daß sie versucht, ein möglichst objektives ›Gegenüber‹ zu untersuchen, daß sie fordert, die Gesetzmäßigkeiten dieses ›Gegen-Standes‹ wiederhol- und reproduzierbar zu beschreiben. Diese Art Forschung lebt von der Unterscheidung, insbesondere von der Unterscheidung zwischen Erkennendem und Erkanntem, zwischen Forschendem und Erforschtem, Beobachtendem und Beobachtetem, und ist von dieser Polarität existentiell abhängig. Entsprechend stürzte sie sich auf die Pathologie – das »Gegenständige« bei Gadamer – und nicht auf das sich ›Entziehende‹, das ›Verborgene‹. Konsequenter-, aber auch bedauerlicherweise wurden dadurch der Gesundheit Krankheiten und nicht Krankheit gegenübergestellt. Die Symmetrie der Begriffe, und damit das Wissen um ihre innere Bezogenheit, ist so verlorengegangen, mit diesem scheinbar unwichtigen Pluralgebrauch verschwunden. Analog müßten wir von Gesundheiten spre-

[*] Salutogenese: Erhaltung und Entwicklung von Gesundheit als Gegensatz zur Pathogenese, der Entstehung und Entwicklung einer Krankheit.

chen: Auf die Frage »Wie geht es Ihnen?« hieße die Replik »Danke, ich bin lebergesund, nierengesund, aber leider herzkrank.« Es ist darum einleuchtend, daß sich eine solche Forschung fast ausschließlich auf Krankheit und – ihrem analytischen Zugang konform – auf Krankheiten ausrichtete, die Bereiche der Gesundheitspflege, der Salutogenese, aber fast gänzlich vernachlässigte.

Neben dieser verfehlten Interpretation der Gesundheits- und Krankheitsbegriffe zeichnet sich ein zweiter Grund ab, der auf den Erkenntnissen der Physik nichtlinearer Systeme und deren Implikationen für die Biologie im weitesten Sinne basiert. In *Die Kühnheit, trotzdem ja zu sagen* schreibt Albert Zeyer dazu: »*Ausgehend von unseren eigenen Überlegungen kann man das pathogenetische Konzept als Ausdruck einer Zeit interpretieren, die von der klassischen Physik des zweiten Hauptsatzes der Thermodynamik geprägt ist. Es wurde bereits darauf hingewiesen, daß unter diesem Blickwinkel Leben ein physikalisches Paradox zu sein schien, viel weniger natürlich als der Tod, der im ›Wärmetod‹ einen physikalischen Bruder hatte. Es liegt auf der Hand, daß in einer durch solche Konzepte geprägten Zeit die pathogenetische Fragestellung im Vordergrund stand. In einer primär lebensfeindlichen Welt galt es den Kampf gegen die Gefahren des Lebens aufzunehmen.*« Und er fährt dann fort: »*Die moderne nichtlineare Physik offeriert nun einen Standpunkt, der weit darüber hinausgeht. Leben ist nicht mehr ein Paradox, sondern Ausdruck einer urtümlichen Lebenskraft, welche der Materie inhärent ist und in der Theorie der Selbstorganisation ihren naturwissenschaftlichen Ausdruck findet. Die salutogenetische Frage muß also nicht heißen: Was erhält den Menschen gegen eine primär lebensfeindliche Umwelt gesund* [wie sie noch von Anto-novsky gestellt wurde, A.d.V.], *sondern: Wie kann man die Gesundheit des Menschen in einer primär lebensfreundlichen Umwelt fördern?*« [11]

Beide Aspekte – einerseits die philosophische Rückbesinnung darauf, was Gesundheit ist und welcher innere Zusammenhang sie mit dem, was als Krankheit erlebt wird, verbindet; andererseits die Entwicklungen der modernen Physik nichtlinearer Systeme, die ein treffenderes Bild biologischer Phänomene zu geben vermag – rücken Gesundheitsförderung als therapeutischen Ansatz in ein neues Licht. Nicht der Präventivmedizin heutigen Zuschnitts, sondern einer Forschung rund um Gesetzmäßigkeiten des Gesundbleibens, des Gleichgewichtes zwischen den Polen »gesund–krank«, muß unser zukünftiges Interesse gelten. Daraus ergäben sich neue Fragestellungen, wie zum Beispiel:

– Warum erkrankt der eine trotz Rauchens nicht an Lungenkrebs?
– Warum erleidet ein anderer trotz vieler Risikofaktoren keinen Herzinfarkt?
– Warum zeigt eine Therapie bei jemandem Nebenwirkungen, beim anderen jedoch nicht?
– Warum reagiert ein dritter so gut auf Placebo?
– Warum leiden nicht alle, die von einer salmonellenverseuchten Speise gegessen haben, an Durchfall?
– Warum werden nur circa zehn Prozent derjenigen krank, die Kontakt mit einer borrelieninfizierten Zecke hatten?

Oder allgemein formuliert: Wieso ist der signifikante Nutzen unserer Schulmedizin vielfach so gering, woher kommen die Unterschiede in der Tauglichkeit von Therapien, und warum werden Menschen auch ohne medizinischen Einsatz wieder gesund?

Die Medizin wird sich darum in Zukunft viel intensiver mit den spirituellen, psychischen und physischen Voraussetzungen des einzelnen beschäftigen müssen. Daraus würden nicht nur Therapieansätze *gegen* etwas gewonnen, sondern vermehrt solche, die die ›gesundmachenden‹ Potentiale des kranken Menschen selbst ansprechen und fördern. Therapien, die weniger darauf aus sind, das, was an ›Negativem‹ in ihm steckt, zu zerstören, als verlorengegangene Gleichgewichte in eine neue Balance zu bringen versuchen.

2.2. Vom Wesen des Lebens und Sterbens, von Geburt und Tod

An Stelle eines Denkschemas, das von Vorstellungen wie ›Gegensatz‹ oder ›Gegenteil‹ geprägt ist, müssen – so ein erstes Fazit der bisherigen Ausführungen – unsere Überlegungen von einem Konzept der ›Pole‹ geleitet werden, weil ›Pole‹ nicht Trennung, sondern Bezogenheit implizieren. Pole existieren nie – oder nur scheinbar – isoliert und bedingen sich gegenseitig. Das Verstärken des einen führt zwangsläufig zum Erstarken des anderen. Der Kreis veranschaulicht eine Einheit und zeigt, daß bei einseitigem Druck unabdingbar ein Punkt erreicht wird, an dem die Bewegung in ihr Gegenprinzip umkippt: *Les extrêmes se touchent* – Extreme berühren sich –, lautet das französische Sprichwort.

Als zusätzliche Illustration sei der Vorgang des Atmens herausgegriffen. Er wird üblicherweise als Amplitudenausschlag gegenüber der Zeit dargestellt; beim Zusammenfügen der beiden Bewegungen entsteht ein Kreis:

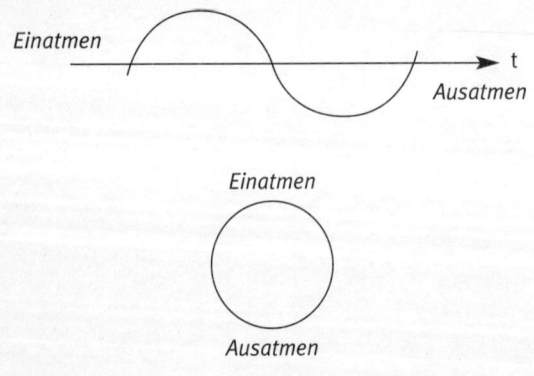

38

In diesem Fall wird die Einheit, die durch die beiden Pole gebildet wird, über die Zeit erfahrbar. Beim Atmen wird das Bild der Ganzheit durch einen eigenständigen sprachlichen Begriff ausgedrückt: »Atmung« bezeichnet beide Pole, das Einatmen und das Ausatmen, in ihrer Zusammengehörigkeit.

Zwar wird die Polarität meist nicht bestritten, allzuoft aber tut man sie als relativ banale Erkenntnis ab oder übergeht sie einfach und übersieht dabei, wie grundlegend unser Handeln und unser Leben davon beeinflußt werden. Für eine Klärung der Begriffe »Leben«, »Sterben«, »Geburt« und »Tod« ist Polarität von fundamentaler Bedeutung.

In der Moderne wird der Tod als Gegenteil von Leben verstanden. Das ist in zweierlei Hinsicht falsch:

1) Das Gegenteil zum Tod ist nicht das Leben, sondern die Geburt (oder allenfalls die Zeugung, doch diese Diskussion soll hier nicht geführt werden, da sie für das Grundverständnis der Struktur ohne Konsequenzen ist).

2) Geburt und Tod sind keine Gegensätze, sondern Polaritäten, die sich gegenseitig bedingen und erzwingen.

Leben ist die energetische Spannung, die entsteht, wenn beide Pole, Geburt und Tod, gegeben sind – ähnlich wie bei der Elektrizität: Es ist unwichtig, welchen Pol man entfernt, so oder so verschwindet das ganze Phänomen. Entfernen wir entsprechend gedanklich die Geburt, so gibt es das menschliche Leben nicht. Entfernen wir aber den Tod, so resultiert daraus nicht ewiges menschliches Leben, gleichsam ein paradiesischer Zustand nach dem ›Sündenfall‹, sondern es ist ebenfalls kein menschliches Leben denkbar. Der Sündenfall ist ja gerade die mythologische Nachzeichnung dessen, was passieren mußte, daß menschliches Leben, so wie wir es kennen, entstehen konnte: Erst durch ihn wurde die Endlichkeit der Existenz eingeführt – Anfang und Ende –, die Polarität, die menschlich-endliches Leben bestimmt und zugleich seine besondere Erkenntnisfähigkeit ermöglicht hat. Denn Erkennen setzt die Erfahrung des Nicht-Wissens voraus, lebt von der Trennung in Subjekt und Objekt, der Trennung in das Erkennende und Erkannte also. Nur so ist es möglich, jene Fragen zu stellen, die naturwissenschaftliche Forschung stellt. Diese brauchen zwingend die Polarität von Beobachter (Subjekt) und Beobachtetem (Objekt). Aber nicht nur das Wissen verdankt sich dem Ende paradiesischer Fraglosigkeit, auch die prinzipiell für alles Lebendige kennzeichnende Geschlechterdifferenz ist Ausdruck dieses Sturzes aus dem Paradies. Erst nach der Vertreibung aus dem All-Einen, dem Paradies, wie es genannt wird, gibt es Menschen, wie wir es sind: Menschen also, die gezeugt werden, geboren werden und sterblich sind.

Der Gegenpol zum Leben ist nicht der Tod, sondern das Sterben. Sterben ist die Gegenspannung zum Prozeß des Lebens, das Antiprinzip. Ohne Sterben gibt es kein Leben, sowenig wie Geburt ohne Tod. Sterben ist kein Ereignis, das am Ende eines Lebens steht, es findet vielmehr immer und zu jeder Zeit statt. Tagtäglich sterben Millionen von Zellen. In uns ist kein Atom noch dasselbe wie vor fünfzehn Jahren – woraus nährt sich also unser Ich-Gefühl mit seiner Kohärenz, das uns erlaubt zu sagen: Ich war einmal dieser Säugling, jener Schüler, dieser Erwachsene und so fort? Nun, offenbar aus unserem Bewußtsein, aus unserem seelischen Erleben, das dem physisch-biologischen Aspekt unseres Körpers übergeordnet scheint. Aber auch im Bewußtsein, in der Seele, durchlaufen wir fortwährend kleine oder größere Ablösungs- und ›Sterbe‹-Prozesse, beginnend mit dem Abstillen, der Schulreife, der Pubertät, dem ersten Liebeskummer, der Midlife-crisis, dem Klimakterium, um nur die allgemeinsten Ereignisse zu erwähnen.

Leben als ganzheitliches, allgemeines Phänomen ist nicht näher bestimmbar. Leben ist gemäß dem Physiker Walter Heitler ein Urphänomen und damit auch ein Urbegriff: »*Die Frage ›was Leben ist‹, ist sinnlos. Wenn man fragt, was etwas ist, so will man das Etwas durch etwas anderes, das man kennt, erklären oder darauf zurückführen. Die Frage wird ja meist auch so verstanden, daß man Leben auf Eigenschaften oder Zustände der leblosen Materie zurückführen will. Genau das ist aber nicht möglich. Leben ist ein Urwort, das ein Urphänomen bezeichnet und das uns unmittelbar gegeben ist. Wir können es ebenso wenig definieren, wie wir das Denken definieren können, weil definieren selbst ein Denkakt ist.*«[12] Wir können also Leben sowohl in seiner individuellen als auch in seiner allgemeinen Form nur charakterisieren, nicht aber definieren.

Individuelles Leben ist bestimmt durch eine doppelte Polarität: Das eine Polaritätspaar definiert die Grenzen Geburt und körperlicher Tod, während das zweite die gegensätzlichen Prozesse im Leben selbst beschreibt, nämlich den (selbst)organisierten Aufbau und das strukturierte Sterben. Beides, Aufbau und Sterben, sind hochkomplexe Vorgänge, die die chemisch-physikalischen Gesetze bis zu einem gewissen Grade außer Kraft setzen. So ist zum Beispiel der Zelltod zwar genetisch determiniert (Apoptose), allerdings ›weiß‹ er, wann er jeweils einzusetzen hat, um dem Ganzen dienlich zu sein. Woher nimmt er dieses ›innere‹ Wissen? Der Organismus muß offensichtlich ein ›Innenleben‹ haben, das mit hoher Verläßlichkeit funktioniert und jeder Zelle ihre eigene Aufgabe zuteilt, sich aber einer umfassenden Erklärung durch physikalisch-chemisch-mathematische Gesetze entzieht. Die genaue Beschreibung der aufeinanderfolgenden Abläufe (im wesentlichen durch biochemische Botenstoffe vermittelt) erklären nicht das ›Wissen‹, sondern nur dessen Konsequenz.

Leben als allgemeines Phänomen ist viel umfassender. Wir beobachten es als einen über Millionen Jahre bestehenden energetischen Fluß, der in den unterschiedlichen Zeiten in verschiedensten Formen manifest wurde und der für unsere Wahrnehmung einen unklaren Anfang und ein ungewisses Ende hat. Menschliches, individuelles Leben ist sterblich oder es ist nicht. Geburt und Tod sind in dieser Form letztlich das gleiche, nämlich Bedingungen dieses größeren allgemeinen Lebensphänomens oder eben sich gegenseitig bedingende Pole, und damit nur unterschiedliche Aspekte eines größeren Ganzen.

Auf dem Niveau der Einzeller ist das noch sehr direkt erkennbar: Die Geburt zweier Tochterzellen aus einer Mutterzelle bedeutet den Tod der Mutterzelle. Geburt heißt dort gleichzeitig auch Tod, oder anders formuliert: Der Tod der Mutterzelle ist auch Geburt. Tod bedingt Leben, ja, erzwingt Leben, so wie Geburt Tod erzwingt.[13] Bei höherer Differenzierung der Lebewesen kommt es zu einer zeitlichen Dehnung. Doch auch wenn der Zusammenhang deshalb nicht mehr unmittelbar sicht- bzw. erfahrbar ist, bleibt sich das Gesetz gleich: Die Polarität von Geburt und Tod wird lediglich über den Umweg von Zeit erfahren. Geburt und Tod unterscheiden sich also so gesehen nur in Hinsicht auf den Standpunkt des Beobachters, oder wie C.G. Jung formulierte, daß »...*unsere Psyche in Regionen reicht, die weder durch den Wechsel der Zeit noch durch Begrenzungen des Raumes gefangengehalten werden. In dieser Form des Seins ist unsere Geburt ein Tod und unser Tod eine Geburt.*«[14]

Jung war offenbar der Überzeugung, daß nach dem Tod ein ›Ort‹ für die Psyche existiere, der jenseits der Polarität dieser Welt steht. Ein ›Ort‹, an dem die zwei Grunddimensionen von Zeit und Raum ihre Gültigkeit verloren haben. In der Tat suggeriert uns unser seelisches Erleben immer wieder, daß Raum und Zeit für die Psyche keine absolut bindenden Strukturen sind. So erfahren wir sogenannt objektiv identische Zeitabschnitte oder Distanzen äußerst unterschiedlich: Im körperlichen Schmerz, aber auch in der Depression dehnt sich das Erfahren der Zeit, während es sich im Zustand des Glücks gleichsam auflöst. Von ›zeitlosen‹ Zuständen berichten ebenfalls Mystiker aller Perioden und aller Kulturen. Andererseits ist das Gebundensein an Raum wie Zeit im Traum fast gänzlich aufgehoben. Auch im Tagbewußtsein erscheinen uns ›objektiv‹ gleiche Distanzen das eine Mal unendlich lang und das andere Mal deutlich kürzer. Insbesondere beim Distanzerlebnis ist auffällig, daß kaum mehr unterscheidbar ist, ob eigentlich Raum oder Zeit geschätzt bzw. empfunden wird. Die zwei Dimensionen sind eben nur Pole einer größeren Einheit, die als ›Raumzeit‹ bezeichnet werden müßte. Um solche seelischen Phänomene zu erfassen, reicht eine rein biologistische, noch dazu von klassischer Physik geprägte Interpretation nicht aus.

2.3. Von der Bedeutung des Menschenbildes

a) Das heutige Menschenbild der Medizin

Heilverfahren, medizinische Wissenschaften, Gesundheitssysteme, wie auch immer sie genannt werden, gehen explizit oder implizit von einem bestimmten Menschenbild aus, das letztlich die Art und Weise ihrer therapeutischen Aktivitäten determiniert.

Es ist deshalb vordringlich zu klären, welches Menschenbild unserem Gesundheitswesen zugrunde liegt. Genügt es den tatsächlichen Anliegen von Patienten und den Bedürfnissen der Gesellschaft nicht oder nicht mehr, gilt es zu überlegen, welcher Änderungen es bedürfte und worauf solche basieren müßten. Schließlich muß analysiert werden, was für Konsequenzen ein allfällig verändertes Menschenbild auf der operationellen Ebene hätte und inwieweit das Problem der Finanzierung davon tangiert wäre.

Das in der heutigen Schulmedizin gültige Menschenbild ist von einer *dualistischen Weltanschauung* geprägt, die im wesentlichen auf den französischen Philosophen René Descartes (1596–1650) zurückgeht. Außerdem ist es der klassischen Physik, wie sie der englische Physiker und Astronom Isaac Newton (1643–1727) begründete, verpflichtet. Dahinter steht ein mechanistisches Denken, das im Grundsatz von einem Ursache-Wirkungs-Modell auf einer linearen Zeitachse ausgeht. Ein solcher Ansatz kann als *materialistischer Reduktionismus* bezeichnet werden.

Als Folge fand eine starre Trennung zwischen seelischen (psychischen) und körperlichen (somatischen)

Krankheiten statt, denen später als irritierende Ergänzung die psychosomatischen beigefügt wurden. Diese Einteilung wird immer wieder kritisiert, insbesondere wird der Einbezug sozialer Komponenten gefordert, was zum bio-psycho-sozialen Modell führte. In der universitären Ausbildung fand diese Forderung kaum Resonanz.

In allen Modellen ist der geistige Aspekt des Menschen jedoch ausgeblendet. Ebensowenig berücksichtigt wird das Verhältnis von Körper, Seele und Geist untereinander. Ein Zeitalter und eine Gesellschaft, die sich ihr Gesundheitswesen soviel kosten lassen und dennoch an diesen Themen vorbeischauen, sich insbesondere keine Klarheit darüber verschaffen, welche Konsequenzen dieses Vorbeischauen verursacht, müssen stichhaltige Gründe dafür haben. Zwei davon seien hier näher beleuchtet.

Die Moderne hat sich – dem Geist der Aufklärung verpflichtet – von den meisten Bindungen frei gekämpft, insbesondere von der Bindung an Gott. Der sich daraus ergebende Prozeß der Säkularisierung erklärt die kollektive Ausblendung der geistigen Ebene. Dabei muß an dieser Stelle vorwegnehmend betont werden, daß im Einzelfall anders gehandelt wird: So werden in schwerer Krankheit diese Bindungen oft wieder gesucht oder als gar nicht definitiv abgetrennt empfunden.

Die cartesianische Spaltung von *res cogitans* und *res extensa* – des Denkens und der außenstehenden Dinge – der Welt und damit auch des Patienten, führte zum erwähnten Dualismus. Der Dualismus ermöglichte erstmals das uneingeschränkte Zerlegen des Körpers, mit den unbestreitbaren Erfolgen, die sich daraus ergaben. Er hatte aber auch eine Schattenseite: den ebenfalls erwähnten materialistischen Reduktionismus, der versuchte und versucht, alle Erscheinungen auf beschreibbare materielle Veränderungen zurückzuführen, und der zum alleinigen wissenschaftlichen Ansatz erhoben wurde. Er geht davon aus, daß jegliche Abläufe voraussagbar sind, sofern sie genügend genau bekannt, will heißen untersucht bzw. erforscht sind. Voraussetzung dieses Denksystems ist eine lineare Zeit mit einer Wirkkausalität auf ihrer Achse. Eine Situation also, in der jedem Ereignis in der Gegenwart eine definierte Ursache in der Vergangenheit zugeordnet ist. Dabei kann die Ursache noch ungefunden oder nur teilweise gefunden sein, was jedoch nur die entsprechenden Forschungsanstrengungen stimuliert, da sie innerhalb dieser Prämisse ja grundsätzlich vorhanden ist. Dieser Gedankengang gipfelt letztlich im sogenannten *Laplaceschen Dämon**, der besagt, »... *daß jemand, der die Orte und Geschwindigkeiten aller Teilchen im Universum zu einem gewissen Zeitpunkt kennen würde, für alle Zeiten die Zukunft vorhersagen könnte*«.[15] Er verkörpert, wie Albert Zeyer festhält, das Allmachtsgefühl der klassischen Naturwissenschaften.

Warum hält sich dieses Wissenschaftsbild so hartnäckig, obschon bereits gefühlsmäßig oder, präziser, intuitiv klar ist, daß da etwas nicht stimmen kann. (Intuition hier gebraucht als eine Mischung von Kognition und Gefühl, die uns befähigt, Dinge mit hoher Sicherheit und innerer Evidenz zu erahnen.) Der Hauptgrund dürfte zwei essentielle Komponenten beinhalten: Erstens hat dieses Wissenschaftsbild dazu beigetragen, die kühnsten Erwartungen und Hoffnungen an die Medizin zu erfüllen; diese Leistun-

---

* Pierre-Simon Laplace, franz. Mathematiker und Astronom, 1749–1827.

gen und Hilfestellungen will verständlicherweise niemand mehr missen. Und zweitens haben sich daraus mächtige Industriezweige entwickelt, die sich so schnell nicht neu ausrichten werden.

Dennoch ist ein zunehmendes kollektives Unbehagen über dieses Wissenschaftsbild festzustellen. Einerseits besteht trotz seiner gewaltigen Erfolge ein noch nie dagewesener Trend weg von der klassischen Schulmedizin, andererseits mehren sich die Forderungen an das Medizinalsystem so sehr, daß jede Begrenzung als Versagen des Systems wahrgenommen wird.

b) Grenzen des heutigen Menschenbildes in der Medizin

War bei Descartes' Dualismus die Trennung des geistig-seelischen Aspekts noch religiös verankert, so bewirkte die Säkularisierung, daß dieser Bereich nur noch als Konsequenz des Körperlichen verstanden wurde. Beispielhaft dafür ist eine Entwicklungstendenz in der Psychiatrie, die darauf baut, daß körperliche Prozesse seelische Verstimmungen, seelisches Kranksein und Geistesstörungen samt und sonders hinreichend erklären, und sich demzufolge in ihrer therapeutischen Praxis ausschließlich auf die medikamentöse, in Zukunft allenfalls gentechnische Behandlung stützt.

Die Psychosomatik, das unscharf definierte Zwischenglied zwischen den zwei großen polaren Gruppen Somatik und Psychiatrie, wurde von Beginn an zu einem Sammeltopf all jener Krankheiten, bei denen trotz faßbarer körperlicher Befunde zu offenkundig andere Einflüsse Ausbruch, Verlauf und Prognose der Krankheit mitbestimmten. Aber auch jener Krankheiten, die zwar eindrückliche Beschwerden verursachten, jedoch keine definierbaren körperlichen Veränderungen zeigten und deshalb als funktionelle Störungen etikettiert wurden. Die Psychosomatik gerät – genauso wie die Psychiatrie – zunehmend in Bedrängnis: Neue Erkenntnisse im Bereich der Genetik, der Neurotransmitter, der Infektiologie sowie der strukturellen und metabolischen Feinanalyse scheinen eine Überprüfung der bisherigen Erklärungsmodelle für psychosomatische Krankheiten zu fordern und dadurch ihr Postulat auf seelisch-geistige Eigenständigkeit in Frage zu stellen.

Diese Entwicklung führt sowohl in der Psychosomatik wie auch in der Psychiatrie zu einer immer stärkeren biologistischen Ausrichtung, wie sie im Bereich der sogenannten Somatik schon längst als selbstverständlich hingenommen wird. Sprach man früher noch pointiert von der seelenlosen Medizin des Körpers und der körperlosen Medizin der Seele, so gehen wir heute einer seelenlosen Psychiatrie entgegen.

Erkenntnistheoretisch entspricht dies einer weiteren Zunahme des Reduktionismus. Diese Idee krankt daran, daß sie alltägliche Phänomene, wie zum Beispiel reparative Heilungsprozesse – die Selbstorganisation und Zielgerichtetheit voraussetzen –, nur begrenzt beschreiben kann, und weist auch handfeste theoretische Lücken auf:

1. Die biologistische Forschung geht von einem linearen Denken aus, in dem die Ursache zeitlich immer vor der Wirkung liegt. Abgesehen davon, daß sich ein isoliert lineares Zeitmodell heute als überholt und in mancherlei Hinsicht als falsch erwiesen hat, zeigen bereits alltäg-

liche Begebenheiten, daß die Ursache unseres Tuns in der Zukunft liegen kann. So gehen wir zur Bank, um Geld abzuheben, weil wir am nächsten Tag in Urlaub fahren, oder wir verlassen unser Haus, weil wir eine halbe Stunde später beim Zahnarzt sein müssen: In beiden Fällen liegt die Absicht, die ›Ursache‹, unseres gegenwärtigen Handelns nicht in der Vergangenheit, sondern in der Zukunft. Das biologistische Verständnis läßt kein analoges Erklärungsmodell für Krankheit zu, auch wenn – um ein weiteres Beispiel zu bringen – ein Kind heute krank werden kann, weil es morgen eine Prüfung hat.

Eine Art Mischform stellt folgende Situation dar: Wir ziehen um zehn Uhr dreißig unsere Tenniskleider an, weil wir um elf spielen wollen. Auch hier liegt die ›Ursache‹ des Tuns in der Zukunft, und ein rein lineares Modell könnte das Verhalten des Körpers (Tenniskleider anziehen) nicht erklären oder voraussagen. Spielen wir jedoch jeden Dienstag um elf und beobachtet uns dabei ein fiktiver Forscher über längere Zeit, würde er beschreibend festhalten, daß alle sieben Tage das gleiche Phänomen auftritt und er es daher mit einer gewissen Wahrscheinlichkeit voraussagen kann. Anders formuliert: Sobald die Zeit nicht rein linear, sondern zyklisch wahrgenommen wird, ließen sich auch solche Phänomene beschreiben. Die Forschung würde sich dann in ihrer Fragestellung nach der Organisation dieser Zyklizität ausrichten, wie sie das bei vielen biologischen Zyklen auch tut. Unverständlich bliebe ein Ausfallen der Tennisstunde, weil die Möglichkeit der freien Wahl nicht mit berücksichtigt werden kann.

2. Das lineare Prinzip hat eine endlose und damit letztlich

unsinnige Fragekette zur Folge, da jede sogenannte Erklärung wiederum auf ihre eigene Ursache untersucht werden müßte. Man geht darum unausgesprochen davon aus, die Kette der Ursachenbefragung an einem bestimmten Punkt abzubrechen – in aller Regel auf dem Stand der aktuellsten naturwissenschaftlichen Erkenntnis. Heute also im Bereich der Genetik oder in makromolekularen Strukturen, und in Zukunft wird dieser Punkt zweifellos noch weiter in den mikromolekularen und schließlich in den atomaren oder gar subatomaren Bereich vorverschoben werden.

Neben dieser herkömmlichen linearen Kausalität gibt es weitere, die vor über zweitausenddreihundert Jahren von Aristoteles formuliert und in der Scholastik *causa efficiens, causa finalis, causa formalis* und *causa materialis* genannt wurden. *Causa materialis* und *formalis* bezeichnete man auch als *innere* Ursachen, *causa efficiens* und *causa finalis* als *äußere* Ursachen. Die wichtigste gegenpolare Form der *causa efficiens,* der Wirkursache, ist die *causa finalis,* die Finalität, von Aristoteles als Naturgesetz verstanden.[16]

Um die vier Formen der Kausalität darzulegen, gebrauchte er das Beispiel eines Hausbaus: Um ein Haus zu bauen, bedarf es zuerst einer Idee und der Absicht, diese Idee zu verwirklichen *(causa finalis)*; darauf folgt das Entwerfen und Zeichnen der Pläne *(causa formalis);* und schließlich braucht es die Materialien, wie Backsteine, Zement, Holz, Glas usw. *(causa materialis),* damit das konkrete Bauen und Erstellen des Hauses *(causa efficiens)* möglich wird. Fehlt eine dieser *causae,* kann das Haus nicht gebaut werden. Wohl läßt sich eine zeitliche, aber keine inhaltliche Hierarchie festlegen: Alle vier Ursachen sind unentbehrlich, in der richtigen Reihenfolge.

Alle vier Bedingungen gelten genau gleich für das Verständnis von Krankheit – bisher werden von der Naturwissenschaft jedoch nur die *causa materialis,* die *causa formalis* und die *causa efficiens* einbezogen, nicht aber die *causa finalis.* So wird die *causa formalis* in der Genetik, den ›Plänen‹ des jeweiligen Individuums berücksichtigt, die *causa materialis,* der organische Körper, ist als Gegenstand der Untersuchungen selbstverständlich vorhanden, die *causa efficiens* beschreibt den Ablauf, wie er sich im Gesundsein (Physiologie) oder Kranksein (Pathophysiologie) ereignet. Der naturwissenschaftliche Ansatz ist – das muß betont werden – also keineswegs grundsätzlich falsch. *Causa efficiens, causa materialis* und *causa formalis* entsprechen im mathematischen Sinn aber lediglich notwendigen, jedoch nicht hinreichenden Voraussetzungen. Im Gegensatz zur toten Materie hat Leben immer auch teleologische, also zielgerichtete und damit finale Aspekte. Und eben diese, in der *causa finalis* repräsentiert, sind im traditionellen Krankheitsverständnis nicht enthalten. Zu diesem Schluß kommt ebenfalls Walter Heitler, wenn er schreibt: »*Wenn Leben sich so grundsätzlich von dem Leblosen unterscheidet und im Organismus neue Gesetze auftreten, die sein Wachstum und die Fortpflanzung sinnvoll lenken, wie steht es mit den alten Gesetzen der Physik und Chemie? Im Organismus finden ja auch zahlreiche physikalische und chemische Prozesse statt. Das Wasser steigt von den Wurzeln bis zum Gipfel eines 40 m, ja 100 m hohen Baumes. In den Blättern produziert das Chlorophyll mit Hilfe von Sonnenlicht die Kohlenhydrate, die die Pflanze braucht. Das Aufsteigen des Wassers geschieht durchaus im Einklang mit den Gesetzen der Physik. Kapillarität, Osmose und die Saugkraft* der Verdampfung ziehen das Wasser gegen die Schwerkraft in die Höhe. Diese Prozesse verlaufen alle so, daß sie in irgendeiner Weise dem Leben dienen. Besonders klar ist das auch bei den sehr komplizierten Prozessen, die zur Heilung einer Wunde führen. Was hierzu nötig ist, dient der Wiederherstellung der lebendigen Ganzheit des Organismus. Es ist kein Zweifel, daß es auch sogenannte teleologische, das heißt zielgerichtete Vorgänge gibt. Solche kennt die Physik nicht.«[17] Und etwas weiter unten zitiert Heitler den Schweizer Gehirnforscher und Nobelpreisträger Walter Rudolf Hess: »Teleologie ist im Reich des Lebendigen ebenso real wie die Schwerkraft in der anorganischen Welt.«

Der Frage, welche Instanz oder Kraft diese Teleologie, diese Finalität leitet und bestimmt, können wir uns nur vermutend und spekulierend annähern. Theodor Roszak führt dazu den Harvard-Biochemiker Lawrence Henderson an: »Kurz gesagt: Unsere neue Teleologie kann ihren Ursprung nicht innerhalb der mechanistischen Prinzipien oder durch sie haben, aber sie ist eine notwendige, vorher feststehende Grundvoraussetzung derselben. Materie und Energie haben ein ursprüngliches, einzigartiges Potential, sicherlich nicht durch Zufall, und dieses organisiert das Universum in Raum und Zeit.«[18] Und fährt selbst fort: »Das ›einzigartige Potential‹ ... wird schließlich auf den Status einer ersten, nicht mehr hinterfragbaren Ursache, eines aristotelischen ›unbewegten Bewegers‹, und somit in einen Bereich jenseits jeder empirischen Erforschbarkeit zurückverwiesen. Aber anders als frühere Versionen der Causa prima leitet Hendersons Variante sich aus wissenschaftlichen Erkenntnissen über Komplexität natürlicher Systeme her. Wenn es sich denn um eine metaphysische Prämisse handelt, so doch um eine, die auf einer genauen Beobachtung der physischen Natur *beruht.«* [19] Es gilt also festzuhalten: Ein Menschenbild und damit auch ein Krankheitsverständnis ist ohne die Finalität – den polaren Aspekt zur Wirkkausalität – unvollständig, was notgedrungen über kurz oder lang zu Schwierigkeiten führen muß.

Der Laplacesche Dämon – als Extremsituation des vorherrschenden naturwissenschaftlichen Verständnisses – führt – zu Ende gedacht – zu einem absoluten Determinismus, in dem kein Platz für freien Willen, Verantwortung und Selbstbestimmung besteht. Eine interessante Gegenposition zur gängigen Auffassung der Moderne, die gerade diesen freien Willen, insbesondere auch im Umgang mit Krankheit, zum obersten Gut und Persönlichkeitsrecht erhoben hat. In einem solchen naturwissenschaftlichen Ansatz haben die Seele und das Geistige im Menschen nur zwei denkbare Formen der Existenz: Sie sind entweder gleichsam ein Exprimat der Hirnaktivität mit seinen Neurotransmittern, elektrophysikalischen Vorgängen und seinem Stoffwechsel – womit uns, wie erwähnt, der freie Wille und die Autonomie schlechthin abgesprochen wären –, oder sie haben einen immateriellen Charakter, der in einem materialistischen Weltbild nicht akzeptierbar ist.

Das sich daraus ergebende Menschenbild widerspricht unseren Alltagserfahrungen und unserem Selbstverständnis. Folgendes Beispiel mag zwar banal sein, illustriert aber die Thematik des freien Willens trefflich: Wenn Sie Ihre Hand auf den Tisch legen, so können Sie frei wählen, ob, wann und welchen Finger Sie anheben wollen. Sie können ganz nach Belieben die Intervalle variieren oder Impulse zurückhalten und erst zwei Sekunden später umsetzen. Und bereits dieser einfachste Ausdruck freien Willens ist mit dem naturwissenschaftlichen Ansatz, der unser ganzes schulmedizinische Verständnis bestimmt, nicht erklärbar. Wohl kann abgeleitet werden, was passiert, wenn jemand den Finger tatsächlich anhebt; aber für die Wahlmöglichkeit, zu welchem Zeitpunkt und mit welchem Finger das geschehen soll, bietet das Modell keine Erklärungen. Chemisch-physikalische Abläufe können nämlich dann, und nur dann erfolgen, wenn die entsprechenden Voraussetzungen und eine allfällig nötige Aktivierungsenergie vorhanden sind. Sind diese gegeben, so laufen sie eigengesetzlich bis zu ihrem jeweiligen Energieminimum, um schließlich stillzustehen. Daß der Finger gehoben werden kann, zeigt, daß alle Voraussetzungen gegeben sind; daß er willentlich jedoch *nicht* gehoben wird, ist eine Qualität, die den chemisch-physikalischen Gesetzen übergeordnet ist.

Das rein materielle, lineare Wirkursachemodell muß daher durch den Begriff der Finalität, der Zielorientierung, ergänzt werden. Diese Finalität ist etwas, das gleichsam aus der Zukunft auf die Gegenwart zurückwirkt und genauso bestimmend für lebende Systeme sein kann wie die Wirkkausalität. Die Frage, ob Finalität der freien Wahl, einem sogenannten Schicksal oder einem Zufall zuzuordnen ist, muß hier offenbleiben.

c) Das erweiterte Menschenbild – Form und Inhalt

Zugegebenermaßen wird auch der Einbezug der Finalität das Phänomen Krankheit nie völlig erhellen, und wir distanzieren uns explizit von einem derartigen absoluten Anspruch – ein solcher führte erneut in die Falle der All-

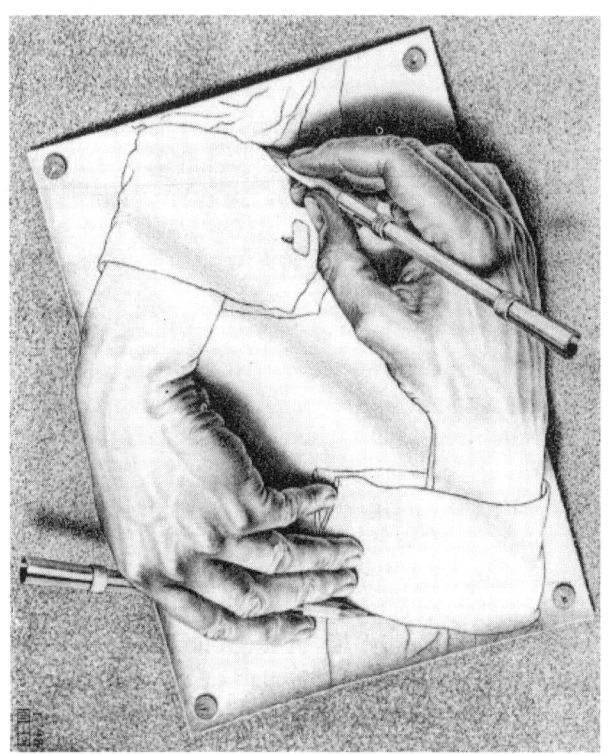

Zeichnende Hände[20]

machtsphantasie. Im Gegenteil: Wir sind davon überzeugt, daß immer ein Rest Unverstandenes, ein Rest Geheimnis bestehen bleiben wird, weil vollständiges Wissen über uns durch uns nie zu erlangen ist. Diese These
bedarf nicht einmal des Rückgriffs auf philosophische Ex-
kurse über Wahrheitsfindung und ihre Grenzen. Sie ergibt
sich bereits aus der einfachen Überlegung, daß es ebenso
unmöglich sein wird, mit dem Hirn das Gehirn ganz zu

erfassen, wie es unmöglich ist, mit der eigenen Hand dieselbe Hand zu umfassen. Das Gehirn zu erfassen setzt eine Außenposition voraus, doch diese selbst ist von der umfassenden Beobachtung ausgeschlossen. Wird sie mit einbezogen, entsteht eine Zirkularität, ähnlich dem hermeneutischen Zirkel der Philosophie, wie sie in der bekannten Zeichnung des holländischen Malers M.C. Escher eindrücklich illustriert wird.

Was bedeutet es nun aber konkret, den gegenpolaren Aspekt der Finalität mit einzubeziehen? Einfach ausgedrückt: Es geht darum, den Zusammenhang zwischen Form und Inhalt einzusehen. Von den zunehmenden Kenntnissen über Form geblendet, haben wir beinahe vergessen, daß jeder Form auch Inhalt zuzuschreiben ist, und den Inhalt der Form gleichgesetzt, woraus sich die reine Formanalyse legitimierte. Tatsächlich sind Inhalt und Form in gewisser Hinsicht untrennbar; sie deshalb aber einander gleichzusetzen ist falsch. Inhalt und Form bedingen sich gegenseitig und bilden ein Polaritätspaar. Es ist unmöglich, aber auch unwesentlich, zu klären, wer was konstituiert. Die einzig entscheidende Erkenntnis ist, daß das eine ohne das andere nicht in Erscheinung tritt. Ein Beispiel: In der Kunst sind wir es noch gewohnt, zwischen Form und Inhalt zu unterscheiden, und finden dies auch wichtig. Ließen wir zum Beispiel unser Lieblingsbild wissenschaftlich analysieren, so würden wir zwar mehrere Bogen Computerausdrucke erhalten, auf denen akkurat sämtliche Farbmoleküle, Leimanteile, Papier- und Leinwandbestandteile aufgeführt wären, und wüßten damit unwahrscheinlich viel. Doch etwas hätten wir damit nicht: das, was uns am Bild wichtig war, die Aussage, das Erlebnis, die Berührung der Seele und des Geistes. Analysen sind zwar präzis, im Falle des Bildes wären sie uns aber mehr oder weniger gleichgültig. Würde jemand auf diese Weise versuchen, ein Bild zu erfassen und zu verstehen, würden wir den Kopf schütteln. Täte er es bis an die Grenze seiner finanziellen Möglichkeiten, würden wir wahrscheinlich irgendwann einmal schonend eingreifen und ihn vorsichtig auf den anderen möglichen Zugang zum Bild aufmerksam machen. Um nicht weniger und nicht mehr geht es in der aktuellen Diskussion im Gesundheitswesen.

Ein anderes Exempel: Ein Liebesbrief erreicht den Empfänger wegen einer Unwetterkatastrophe erst mit mehrmonatiger Verspätung. Auch in diesem Fall böte die strukturelle, naturwissenschaftliche Analyse eindeutige Antworten – über die Echtheit, die Umwege, die Umwelteinflüsse und vieles mehr –, aber der Inhalt bliebe verborgen. In der Genetik, dem ›Brief‹ der Natur, sind wir dabei, genau das zu tun. Aus minuziösen Analysen der Gene sammeln wir Erkenntnisse, verwechseln aber dabei die Aspekte Form und Inhalt fast gesetzmäßig. Die Form – bei der Genetik die analysierten Gene – entspricht dem Informationsträger, der Inhalt jedoch der transportierten Information. Die Verwechslung mag der inneren Übereinstimmung wegen vorerst unwesentlich erscheinen, ist aber von größter Bedeutung, denn es sind klare Unterschiede vorhanden. Nehmen wir zum Beispiel ein Buch, so haben wir Buchstaben aus Druckerschwärze, Papier, Leim usw. – die Informationsträger eben. Zusätzlich verfügen wir – scheinbar durch diese Informationsträger bestimmt – über den Inhalt. Würden wir zu einem zweiten, gleichen Buch greifen, so ergäbe eine Analyse doppelt so viele Informationsträger, aber nur gleich viel Information. Die zwei Aspekte sind also in diesem Sinne durchaus trenn- und damit unterscheidbar.

Erkenntnistheoretisch entscheidend ist nun die Einsicht, daß wir nie Inhalt, also Information, ohne Informationsträger wahrnehmen können, da Inhalt für uns an Materie gebunden ist. Seien es nun Schallwellen, Lichtquellen, atomare und molekulare Strukturen, Energiefelder oder irgendwelche durch Gedanken ausgelöste Impulse im Gehirn: Das Aufleuchten des Inhalts ist an seinen Träger gebunden. Und da der Bezug zwischen Inhalt und Form einer Polarität entspricht, gilt ebenso eindeutig, daß, wo immer Form erscheint, auch Inhalt transportiert wird. Reine bedeutungslose Form gibt es für uns Menschen nicht, denn auch das Absprechen jeglicher Bedeutung ist bedeutsam. Es ist wie beim Glauben: auch an den Unglauben, den Atheismus, muß man glauben.

Die Erkenntnis, daß Form und Inhalt immer gemeinsam auftreten und es weder Form ohne Inhalt noch Inhalt ohne Form gibt, ist für die Pathologie zentral. Die Trennung von Somatik und Psychiatrie wird insofern hinfällig: Seele und Geist können gar nicht anders als über Form manifest werden. Die biologistische Ausrichtung geht nicht grundsätzlich fehl, sie entspricht aber lediglich der *causa efficiens,* der Wirkursache, und kann die immer miteingebundene *causa finalis,* die Finalität, den Inhalt des Krankheitsgeschehens, und damit seinen Sinn, sein zweites bestimmendes Element, nie erhellen. Sie muß deshalb durch diesen gegenpolaren Aspekt ergänzt werden, und zwar in jedem Falle. Die Trennung zwischen sogenannt rein psychischen und rein somatischen Krankheiten ist unhaltbar. Ob psychisch oder somatisch, immer besteht ein Formaspekt. Aber ebenso richtig ist es zu postulieren:

Ob psychisch oder somatisch, immer besteht ein Inhaltsaspekt.

Die Einsicht einer solchen Gesetzmäßigkeit eröffnet neue Horizonte in der Medizin, hat Implikationen für deren Angebote und führt auch zu einem veränderten Umgang mit Kranksein und Patienten. Die klassische Psychosomatik verliert ihre Begründung als Zwischenglied, kann aber als Beschreibung für den Zusammenhang von Wirkkausalität und Finalität beibehalten werden. Wir verwenden dafür den Begriff der *Universellen Psychosomatik.*

Die Universelle Psychosomatik meint vorerst nichts anderes als das Akzeptieren, daß in jedem Seinsmoment und somit insbesondere in jedem Kranksein immer und zu jeder Zeit alle drei Aspekte, also Körper, Seele und Geist, zum Ausdruck kommen, und trifft damit den Kern: das Erleben der Krankheit durch den Patienten. Welcher der drei Aspekte für uns als Beobachtende oder für die Patienten in den Vordergrund tritt, ist in erster Linie eine Sache der Wahrnehmung und damit auch eine Frage der inneren Fokussierung. Es ändert nichts an ihrer grundsätzlichen Zusammengehörigkeit.

Die Auseinandersetzung darüber, was denn genau unter Seele zu verstehen ist, welches Verhältnis sie zum Geist hat und welche Beziehung zwischen den drei Aspekten besteht, war und ist Gegenstand ausführlichster Überlegungen und letztlich auch Spekulationen. Für unsere Zwecke scheint es hinreichend, ein Modell auszuarbeiten, das diesen Gegebenheiten und der Grunderfahrung der Einheit von Körper, Seele und Geist mit einer möglichst großen Offenheit begegnet. In diesem Sinne kann folgende Annäherung als Arbeitshypothese dienen:

Körper	–	Seele	–	Geist
		entspricht		
Anlage	–	Prägung	–	Schicksal
		entspricht		
Erbgut	–	Milieu	–	Muster

Der Geist – der wichtigste, aber schwierigste Aspekt – ist lebensstiftendes Prinzip und somit in der Gesamtheit der belebten Natur zugegen. Die Naturwissenschaften sind darauf bedacht, das Konzept eines Urschöpfenden – sozusagen einer Gottheit – zu meiden, und erklären die Entstehung des Alls über komplizierte Theorien, die physikalisch-chemisch-mathematischen Gesetzen unterliegen. Doch bleibt die Frage offen, woher diese Gesetze stammen und warum sie genauso sind, wie sie sind, wenn sie nicht einer Welt des Geistes, der Transzendenz, die eben auch für diese Gesetze ›lebensstiftend‹ ist, entstammen. »Ich weiß jetzt, *wie* das All entstand, aber immer noch nicht, *warum*!« soll Stephen Hawking in einem Interview gesagt haben. Ganz am Ende trifft man offensichtlich auf eine letzte ›Warum-Frage‹. Mögen die Naturwissenschaften noch so ausführlich über das ›Wie‹ Auskunft geben, ohne Antworten auf das ›Warum‹ kann es keine Erklärung für das Seiende geben. »Warum?«, »Warum so und nicht anders?«, »Warum überhaupt ist Seiendes und nicht vielmehr Nichts?« – diese Fragen steuern auf Finalität hin.

Selbstverständlich kann man sie ausblenden – das ist legitim und bei vielen Problemstellungen nicht erfolgsmindernd. Verstehen wir uns aber als ›ganze‹ Menschen, können wir ihnen nicht ausweichen. Werden sie philosophisch als nicht stellbar qualifiziert, da sie nach Sinn trachten, wo keiner zu finden ist, endet man in der negativen Form der Transzendenz, dem ›Nichts‹ des Nihilismus.

Dieser opfert alle Qualität (die Unterscheidungen zwischen gut und böse, sinnvoll und sinnlos), um ohne Sinn auszukommen, und rückt Quantität an ihre Stelle. Diese Quantität allerdings macht sich dann zur orientierenden Leitgröße des Handelns: So entsteht eine dominant materialistische Weltanschauung und Gesellschaft, die das schiere Quantum, die Größe, zur neuen Qualität erhebt. Deshalb werden das ungebremste Wachstum, der *shareholder value,* der immer steigen muß, die Mengenausweitung generell zum Thema der Zeit. Dieses Denken läßt sich dann aus keinem Bereich, schon gar nicht aus einem Bereich von existentieller Bedeutung wie das Gesundheitswesen, mehr ausklammern.

Dem polaren Aspekt von Quantität und Qualität kann man am Ende also nicht entrinnen. Denn nun demonstriert sich Qualität – paradoxerweise – als unaufhörlich wachsende Quantität; andererseits entwickelt eine solche Gesellschaft einen eigenartigen Zwang, Qualität zu sichern, definiert sie aber wiederum als etwas Zähl- und Meßbares.

Wenn wir uns von einer solch rein materialistischen Ausrichtung lösen, dann gelangen wir zu einem klassischen Polaritätspaar – Quantität–Qualität –, das auf der einen Seite den materiellen, auf der andern Seite den inhaltlichen Aspekt repräsentiert und sich gemäß dem Polaritätsgesetz eben nicht ohne Schaden auftrennen läßt. Die ›Warum-Frage‹ zielt immer auf Sinn. Diese Finalität gehört zum Leben, ja, zur Schöpfung als Ganzem und gründet in einer transzendenten Welt. Gehen wir zurück, wie Stephen Hawking, so enden wir bei ihr, gehen wir in die Zukunft *(causa finalis)*, so enden wir auch bei ihr. Auch hier drängt sich als Hilfskonstruktion der Kreis auf, der veranschaulicht, daß sowohl beim Zurückgehen und Fragen als auch beim In-die-Zukunft-Blicken die Transzendenz aufleuchtet.

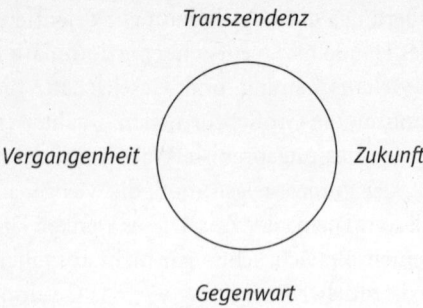

Ziele sind immer in der Zukunft liegende Kräfte, die unser gegenwärtiges Leben beeinflussen, unabhängig davon, ob es sich um selbstgewählte, aufgezwungene oder vom Schicksal gegebene Ziele handelt. Und so wird uns Geist auch als individueller Sinn des Lebens bewußt, der sich als Lebensmuster und Schicksal jenseits des Erbgutes und des Milieus als geheimnisvoller Rest manifestiert.

Die Seele ist Vermittlerin oder Übersetzerin für beide Seiten. Sie empfängt und bewirkt. Sie ist der Sitz des freien Willens, aufgespannt zwischen diesen zwei Welten – der körperlichen und der geistigen –, in der wir Menschen gründen. Freier Wille übersteigt die Regeln des Körpers, die durchaus auch biologistisch verstehbar sind, in welchen es aber keinen Platz für den freien Willen und für Verantwortung gibt, da diese niemals durch rein physikalische und biochemische Gesetze bestimmbar sind. Freier Wille löst uns aber auch teilweise vom Geistigen und bewirkt daher unsere Verantwortung und Individualität, unser Menschsein schlechthin.

Der Körper ist uns am vertrautesten, die Naturwissenschaft kann ihn erforschen. Seine geheimnisvolle Verwobenheit mit der Seele und dem Geist – wie sie Karlfried Graf Dürkheim in seinem Satz »Der Körper, den wir *haben,* und der Leib, der wir *sind*« prägend ausdrückte – muß hingegen noch Eingang in unser Medizinverständnis finden. Denn Körper allein gibt es nur als Leichnam (auf dessen Untersuchung ja ein Großteil unserer praktizierten Medizin gründet). Krank aber wird, wie Georg Groddeck sagte, nur Lebendiges: »*Körperlich, seelisch. Was für Gewalt hat ein Wort! Man dachte sich einmal – vielleicht denkt mancher es noch –, daß es einen menschlichen Körper gäbe, in dem wie in einer Wohnung die Seele hause. Aber selbst wenn man das annimmt, der Körper an sich erkrankt nicht, da er ja ohne Seele tot ist. Totes wird nicht krank, wird höchstens schadhaft. Nur Lebendiges erkrankt, und da kein Mensch daran zweifelt, daß nur lebendig genannt wird, was Körper und Seele zugleich ist – aber verzeihen Sie, das sind ja alles Dummheiten.*«[21]

Daß ein dermaßen verändertes Menschenbild, daß dieses erweiterte Verständnis von Gesundheit und Krankheit nicht mehr ausschließlich durch naturwissenschaftlich ausgebildete Ärzte ›verwaltet‹ werden kann, ist evident: Es braucht den Einbezug anderer Disziplinen, den Einbezug von Psychotherapie, Seelsorge und Philosophie. Kurz: Es braucht Interdisziplinarität, und zwar auf allen Stufen.

2.4. Vom Wesen des Gesundseins und des Krankseins

Moderne Gesundheitssysteme der sogenannten Industrienationen haben sich darauf eingelassen, Gesundheit gegen Krankheiten zu verteidigen und den Tod zu bekämpfen, um Leben zu erhalten. Der Kampf gegen den Tod, um Leben um jeden Preis zu erhalten, sowie der Kampf gegen Krankheiten, um reine Gesundheit zu erhalten, ist – wie in den vorhergehenden Kapiteln ausführlich begründet – ein absurder und aussichtsloser Kampf, da er den Grundstrukturen von Leben nicht gerecht wird.

Dies bekommen wir heute in aller Härte zu spüren. Ein Gesundheitssystem, das den Tod nur als zu bekämpfenden Widerpart wahrnimmt, ist letztlich ein lebensfeindliches System, da es den einen der zwei Grundpfeiler, die Leben erst ermöglichen, eliminieren will. Ein neuer Ansatz in der Medizin muß deshalb als erstes berücksichtigen:

- Sterben als Gegenprozeß zu Leben muß stattfinden können, sonst wird das Leben erstickt.
- Der Tod als Endpunkt des irdischen Daseins muß einbezogen werden und darf nicht isoliert bekämpft oder verdrängt werden, sonst verstrickt man sich in einen Kampf gegen die ›Unendlichkeit‹ wie dies mythologisch bei Sisyphos gezeigt ist.

Was nicht bedeuten soll, daß der Kampf an sich sinnlos ist und Kranksein und Tod fatalistisch angenommen werden müßten. Es geht vielmehr darum, zu erkennen und erkennen zu lernen, was in einer bestimmten Krankheitssituation ›sterben‹ muß, damit Leben als Ganzes weitergehen kann. Leben ist Wandlung, und Medizin muß letztlich, wenn sie dem Leben dienen will, diese ermöglichen und nicht Erstarrung zementieren.

Als Ausdruck einer neuen inneren Haltung in unserem Medizinverständnis müßten wir uns – dies unser zweites Postulat – von den einengenden und mißverständlichen Begriffen »Gesundheit« und »Krankheit« trennen und von *Gesundsein* und *Kranksein* sprechen. In diesen Wendungen ist die ursprüngliche gegenpolare Struktur erkennbar; sie entsprechen zudem besser dem Erfahrungsgehalt jedes einzelnen Menschen, der sich zuallererst als gesund oder krank wahrnimmt, also Gesundsein oder Kranksein spürt, und vorerst nicht zwischen verschiedenen Krankheiten unterscheidet. Solche Unterscheidungen sind im Grunde genommen sekundär und führen oft zu einer Diskrepanz zwischen dem persönlichen Erleben und dem sogenannten Schweregrad der Krankheit. Kranksein kann zunächst ganz einfach definiert werden und braucht keine medizinischen Grundlagenkenntnisse: Krank ist, wer sich krank fühlt!

Und wer sich krank fühlt, in welcher Form auch immer, ist in Sorge. Diese Sorge muß ernst genommen, mit ihr muß gearbeitet werden. Die lapidare Versicherung, es liege nichts Organisches vor, mag in einzelnen Fällen durchaus entlastend und beruhigend wirken, ändert aber nichts an der aus dem Gleichgewicht gefallenen Lebenssituation. Die Universelle Psychosomatik interessiert sich denn auch nicht in erster Linie für das Einordnen der Krankheit in ein Kodierungssystem, sondern für den Menschen selbst und sein Kranksein.

Gesundsein könnte am besten als Zustand erlebten Gleichgewichtes definiert werden – ein Gleichgewicht, das ein kreatives, selbstbestimmtes und damit sinnerfülltes Leben erlaubt. Umgekehrt hat man im *Kranksein* dieses Gleichgewicht verloren und weist Defizite in der Kreativität, Selbstbestimmung und Sinnerfüllung auf. Genau in dieser Defiziterfahrung gründen auch die bohrenden Fragen fast aller Patienten: Warum gerade ich? Warum gerade jetzt? Warum gerade das? Genau an diesem Punkt gerät die erwähnte Finalität ins Blickfeld, und genau an diesem Punkt taucht immer wieder die kritische Frage nach Schuld und Verschulden auf.

Die naturwissenschaftliche Medizin beantwortet diese ›Warum-Fragen‹ immer mit ›Wie-Antworten‹: Die reine Formanalyse kann nur ›Wie-Antworten‹ geben, da ihr Blick, eingeengt auf diese Abläufe, die ›Warum-Fragen‹ gar nicht sehen kann. Die Finalität aber wirft unweigerlich die Frage nach Schuld und Verantwortung auf und verlangt nach anderen, ergänzenden Wegen für deren Bearbeitung. Gelegenheit dafür bietet zum Beispiel eine psychotherapeutische Prozeßarbeit; in ihr kann nach Antworten gesucht werden, kann man sich dem Warum und damit der Ver-Antwortung nähern. Die funktionale Analyse der Naturwissenschaften, so wichtig und korrekt sie für Teile des Krankseins ist, vermag diesen geistigen Bereich nicht zu erhellen.

a) Finalität und Schuld

Während sich die Wirkursache der naturwissenschaftlichen Betrachtung in ihrer Beschränkung auf das Wie nicht damit auseinanderzusetzen braucht, warum sich etwas in eben dieser und nicht in jener Biographie ereignet, ist bei der Finalität diese Fragestellung zentral.

Doch weil der Grund dem Geheimnis des Lebens letztlich nicht wirklich zu entlocken ist, wandelt sich die ›Warum-Frage‹ im Leben und in der konkreten Arbeit mit kranken Menschen zur weniger ambitiösen ›Was-Frage‹, wobei der absolute Anspruch der Finalität auf den individuellen Lebenskontext reduziert wird. Und so heißt die entscheidende Frage wie bei Parzival: »Was fehlt dir?« Denn genau darum geht es im Kranksein: »Was fehlt mir, daß ich aus dem Gleichgewicht des Seins gefallen bin? Was fehlt mir zur Ganzheit?«

»Was fehlt mir?« ist gleichzeitig die nicht-moralische Frage nach der Schuld. Weder impliziert sie bereits Versagen noch Strafe oder ein Ver-Fehlen. Sie fragt nur nach dem Gleichgewicht, das wir als Wesen des Gesundseins erkannt haben. Und dieser Art Schuld ist nicht zu entkommen: Denn Leben und Leben gestalten heißt immer auch wählen, was zwangsläufig zum ›Schuldig-Werden‹ an den nicht gewählten Möglichkeiten führt (vgl. Schuldbegriff des Existentialismus). Die Frage, ob das Fehlende durch mein eigenes Verschulden fehlt oder ob es in meiner menschlichen Existenz als solche gründet, ist oft nur zweitrangig. Entscheidend ist das Fehlen an sich, die Wahrnehmung des Defizits und das Erarbeiten von Möglichkeiten, innerhalb der subjektiven und sozialen Voraussetzungen damit umzugehen.

b) Sinnfindung und Deutung

Das Einbeziehen des Fehlenden kann für zwei Menschen mit – naturwissenschaftlich gesehen – gleicher Krankheit jeweils etwas ganz anderes bedeuten. Es geht also nicht darum, Krankheiten in ihrer allgemeinen Form zu deuten, um dann die Patienten mit dieser Deutung zu konfrontieren und in ein entsprechendes Schema zu zwängen. Es geht um individuelle Deutung, um Sinnfindung, um Verstehenlernen, um das Suchen von Antworten auf die Fragen »Warum gerade ich?«, »Warum gerade jetzt?«, »Warum gerade das?« Es geht darum, neben den schulmedizinischen oder anderen therapeutischen Interventionen, ganz persönliche Einsichten zu gewinnen, die Wege öffnen, die zuvor vielleicht versperrt waren. Wege, die dieses Fehlende zulassen helfen.

So verstanden ist Kranksein etwas, das uns hilft, unser Lebensgesetz nicht zu verfehlen; etwas, das uns hilft, unser Lebensmuster möglichst genau kennenzulernen und umzusetzen. Kranksein stellt auf diese Weise die Aufforderung zur Heilung dar, ist in sich schon beginnende Heilung, verhindert, daß wir in der Tiefe unseres Seins krank werden und bleiben. Bereits durch seine Symptome korrigiert Kranksein bedrohliche Einseitigkeiten und zwingt den Betroffenen, etwas zu leben, das er offensichtlich freiwillig nicht tut. Kranksein reiht sich folglich zwanglos in andere physiologische Prozesse ein, die ebenfalls mit Unlusterfahrung zu tun haben, wie Müdigkeit, Durst oder Hunger. Auch diese können als Symptome verstanden werden, als Impulse, die gewissermaßen verhindern sollen, daß wir tatsächlich müde, durstig und hungrig werden, und sie treten lange vor einem tatsächlichen physiologischen Notstand auf. Sie können beiseite geschoben werden (willentlich oder medikamentös), brechen aber später wesentlich bedrohlicher wieder auf. So verstanden wird Kranksein für uns zum Wegweiser und nicht a priori zum Gegner, den es mit allen Mitteln zu bekämpfen gilt. Oder wie C.G. Jung formulierte: »*Nicht sie wird geheilt, sondern sie heilt uns. Der Mensch ist krank, die Krankheit aber ist der Versuch der Natur, ihn zu heilen. Wir können also aus der Krankheit selber sehr viel für unsere Gesundheit lernen.*«[22] Kranksein ist somit ein Moment der Orientierung in einem nicht durch Verhaltensmuster bis ins Detail festgeschriebenen Leben.

Im Zentrum des richtigen Umgangs mit Kranksein steht letztlich die Auseinandersetzung mit dem, was wir als Muster oder Schicksal des einzelnen Menschen bezeichnet haben und was einem Aspekt der geistigen Wurzel unserer Existenz entspricht. Dazu schrieb Viktor Frankl, der Begründer der Logotherapie, die die Sinnfindung ganz ins Zentrum rückt: »*Was den Menschen umtreibt, sind nicht nur seine neurotischen Probleme und Konflikte, sondern sein Leben als Ganzes, das er beständig daraufhin überprüft, wie stimmig es für ihn ist.*« Oder: »*Das Leben fragt – wir antworten.*«[23]

Gesundsein hieße dann, sich den Fragen des Lebens stellen zu können, in weitgehender Freiheit selbstgestaltend nach eigenen Antworten zu suchen und diese zu verantworten. Es würde aber auch bedeuten, das Verborgene in ihnen wahrzunehmen. Entscheidend an Gesundheit ist, wie Gadamer sagt, die Selbstvergessenheit, die uns unternehmungsfreudig und erkenntnisoffen macht und selbst Strapazen und Anstrengungen – und wir ergänzen: auch kleinere Symptome – kaum spüren läßt. Das ist Gesundheit, das meint Gesundsein und rückt sie/es in die Nähe von Nietzsches Begriff der »Großen Gesundheit«.[24] Diese große Gesundheit ist nicht einfach der polare Aspekt zu Krankheit, sondern steht hinter gesund und krank, gleichsam als deren Zusammenzug. Sie bezeichnet die Ganzheit, die in Gesundsein und Kranksein aufgesplittert ist. So kann Nietzsche sagen: »*Gesundheit und Krankheit: Man sei vorsichtig! Der Maßstab bleibt die Effloreszenz (das Blühen) des Leibes, die Sprungkraft (...) des Geistes – aber natürlich auch, wieviel an Krankheit er auf sich nehmen und überwinden kann, gesund machen kann. Das, woran die zarteren Menschen zugrunde gehen würden, gehört zu den Stimulans-Mitteln der großen Gesundheit.*«[25] Oder Thomas Mann: »*Das Leben ist nicht zimperlich, und man mag wohl sagen, daß schöpferische, Genie spendende Krankheit, die hoch zu Roß die Hindernisse nimmt, in kühnem Rausch von Fels zu Felsen springt, ihm tausendmal lieber ist als die zu Fuße latschende Gesundheit.*«[26]

Das also wäre die »Große Gesundheit«, das eigentliche Gesundsein, das sich nicht in Frage stellen läßt durch Krankheiten, solange diese Anlaß zu neuen Fragen, zu tieferer Erkenntnis, zu Veränderung und schöpferischem Gestalten des Lebens geben.

Angesichts des in der Tiefe Verborgenen hört das Fragen nie auf. Ein Leben ohne Geheimnis ist erstarrt und leblos, entweder weil es – zu oberflächlich – das Geheimnis gar nicht entdeckt oder weil es – zu überheblich – dieses nicht mehr sehen kann. In beiden Fällen ist es ein fragloses und damit ein im eigentlichen Sinne krankes Leben. Wir wollen deshalb versuchen, dieses Geheimnis in unser therapeutisches Handeln einzubeziehen und, wann immer möglich, eine respektvolle, von Staunen und Vertrauen getragene Haltung zu kultivieren – in uns und in den uns anvertrauten Patienten.

2.5 Vom Wesen des Heilens

a) Allgemeine Betrachtungen

Über das Wesen des Heilens nachzudenken mag banal anmuten. Insofern, als uns allen – und dem kranken Menschen zuallererst – spontan klar zu sein scheint, was denn Heilung sein soll: Befreiung von Symptomen und Einschränkungen sowie die Wiederherstellung der verlorengegangenen Gesundheit. So banal ist es aber nicht.

Viele Mediziner und die meisten Statistiker, Ökonomen und Politiker schrecken nicht davor zurück, Heilung in dieser oberflächlichsten aller möglichen Perspektiven zu verstehen, festzumachen und sich danach zu richten. So sind die Ärzte verpflichtet, nach Abschluß einer Behandlung auf dem Statistikblatt festzuhalten, ob der Patient geheilt oder nicht geheilt entlassen worden ist. Entsprechend schwierig ist es, Therapien anzubieten und zu rechtfertigen, die im Grunde durchaus heilsam sein können, deren ›Profit‹ aber nicht unmittelbar sicht- und meßbar ist. Ob bei der gängigen Definition von Heilung, dem Beheben unmittelbarer Symptome also, zu einem späteren Zeitpunkt andere Störungen, weitere Krankheiten oder sonstige Einschränkungen des kreativen Lebensvollzugs folgen, wird nicht untersucht; was auch nicht möglich ist, da größere Zusammenhänge in einem Weltbild, das Reparieren zu Heilen hochstilisiert, keinen Platz finden.

Im Wort *Heilen* steckt das Substantiv *Heil,* das soviel wie Vollständigkeit, Unversehrtheit heißt und den Bezug zu spirituell-religiösen Inhalten schafft. *Therapie* kommt vom griechischen θεραπεύειν, das mit »dienen«, »pflegen«, »hegen« übersetzt werden kann. Etymologisch deuten also beide Worte weit über das reine Reparieren hinaus und verweisen auf das Dienen und Pflegen jener Ganzheit, die wir im Begriff der »Großen Gesundheit« am ehesten widergespiegelt fanden.

Ein persönliches Erlebnis, bezeichnenderweise aus Afrika, mag das Gesagte erläutern: In einem Landkrankenhaus in Tansania, an dem wir tätig waren, wurden Zwillinge zu früh geboren und wogen je nur circa tausend Gramm. In unseren Breitengraden wären die Überlebenschancen solcher Kinder recht groß, unter den dortigen Verhältnissen waren sie praktisch null. Eines starb, und um so begeisterter waren wir, daß es gelang, das andere zu Kräften kommen zu lassen und schließlich mit der Mutter zu entlassen. Wir waren überzeugt, das Ereignis würde Anlaß für ein großes Fest sein, doch weit gefehlt: »Ich werde zum Schamanen gehen, um das Kind zu heilen«, war die zunächst unverständliche und irritierende Reaktion der Mutter. »Aber dem Kind geht es ja gut«, so unser erstauntes Nachfragen. »Ja schon«, erwiderte sie, »aber es hat doch die Zwillingskrankheit, an der sein Brüderchen gestorben ist. Die muß nun geheilt werden.« Die Frau sah offenbar einen Unterschied zwischen unserer Behandlung und dem daraus folgenden Überleben einerseits und dem Heilen im tieferen Sinne andererseits. Sie hatte gar nicht den Anspruch, wir müßten diesen zweiten Schritt mit unserer Medizin auch erfüllen. Sowenig wie sie vom Schamanen erwartet hatte, die Zwillinge sicher auf die Welt zu bringen.

Wir stellten eine doppelte Orientierung fest, wie sie bei uns praktisch nicht mehr vorkommt: auf der einen Seite die Gesetzmäßigkeiten naturwissenschaftlicher Medizin abendländischen Zuschnittes, auf der anderen die Hintergründigkeit der Ereignisse. Das Wissen ums ›Wie‹ holte sich diese Frau bei uns, das Wissen ums ›Warum‹ erhoffte sie sich vom Schamanen.

Damit begegnen wir wieder dem Doppelanspruch von Wirkkausalität und Finalität. Nicht immer lassen sich die zwei Aspekte so einfach isolieren: Der eine scheint Verursacher des andern zu sein und umgekehrt, und in unserer Wahrnehmung sind sie untrennbar ineinander verschlungen. Konsequenz davon ist, daß man versuchen muß, beiden Bereichen möglichst gleichzeitig und am gleichen Ort – mit dem gleichen interdisziplinären Team – gerecht zu werden.

b) Erweiterung des Horizonts für das Verständnis von Heilen

»Eine Lichtenberg'sche* Einsicht lautet: ›Wir irren allesamt, nur irrt jeder anders.‹ Aus der Beherzigung dieser schmerzlichen Erkenntnis können Bescheidenheit, Offenheit und Toleranz erwachsen sowie der Wille nach Verminderung des Irrtums durch Erweiterung des Horizonts.«[27] In welcher Hinsicht muß dieser Horizont erweitert werden, wenn er einem möglichst weiten und tiefen Verständnis von Heilung gerecht werden will? Grundsätzlich wirken sich drei Problemkreise auf unser Verständnis von Therapie und Heilen aus.

---

* Georg Christoph Lichtenberg, deutscher Physiker und Schriftsteller, 1742–1799.

1. Das Maschinenbild des Körpers

Die Schulmedizin geht von einem äußerst komplexen Maschinenbild des Körpers aus, spaltet den seelisch-geistigen Aspekt des Menschseins ab und kümmert sich nicht um deren Verbindung. Das Leib/Seele-Problem wird zu einem Leichen/Seele-Problem, das Geistige als lebensstiftende Instanz erhält überhaupt keine Beachtung (vgl. Punkt 3). In der klassischen Physik ist die Zeit nicht nur linear, sondern auch reversibel. Mit andern Worten: Experimente lassen sich beliebig wiederholen, und erst das repetitive Nachweisen der identischen Wirkung einer Intervention kann für sich in Anspruch nehmen, richtig zu sein. In lebenden Systemen herrscht aber irreversible Zeit! Thure von Üxküll weist denn auch nachdrücklich auf diese Problematik hin: »*Mit der Irreversibilität der Zeit wird das Konzept der Pathogenese in Frage gestellt, das von der Vorstellung ausgeht, Gesundheit sei ein Besitz, der verlorengehen und wiedergewonnen werden könne.*«[28] Und er zitiert Viktor von Weizsäcker, der schon vor über sechzig Jahren betonte, daß »*...Gesundheit eben kein Kapital ist, das man aufzehren kann. Gesundheit ist überhaupt nur dort vorhanden, wo sie in jedem Augenblick erzeugt wird. Wird sie nicht erzeugt, ist der Mensch bereits krank.*«[29]

Wir alle kennen Menschen, die sich nach überstandener Krankheit gesünder denn je fühlten, bei denen somit Kranksein selbst Anlaß zum Erreichen höherer Gesundheit wurde.

2. Das Beobachterproblem

Seit der Quantenphysik wissen wir, daß unbeteiligte Beobachtung nicht einmal für unbelebte Materie Gültigkeit hat. Als Therapeuten sind wir immer Teil der Realität und gestalten sie nicht unwesentlich mit. Der Patient als beobachtetes ›Objekt‹ hat aber gleichzeitig zusätzliche Interaktionen mit seiner Umwelt, die ihn ebenso mitbestimmen. Der Therapeut muß demzufolge eine doppelte Aufgabe lösen, nämlich seinen eigenen Einfluß herausfiltern und zudem durchschauen, in welchem Maße der Patient durch andere Beziehungen beeinflußt ist. Nur so kann er für den einzelnen Patienten einen tatsächlich individuellen Weg zur Heilung finden.

3. Die seelisch-geistige Dimension
Die Trennung in Körper, Seele und Geist darf lediglich theoretischen Charakter haben und soll einzig der Definition der jeweils gewählten Annäherung dienen. Der Einbezug der seelisch-geistigen Dimension ist notwendig, wenn das Ziel nicht ein Flickwerk, sondern die echte Wandlung eines aus dem Gleichgewicht geratenen Menschen ist. Nur so kann auch die Gefahr reduziert werden, daß Beschwerden oder Verstimmungen wieder auftauchen. Dies ist durchaus mit eine Erklärung dafür, warum immer mehr medizinische Leistungen erbracht werden müssen.

c) Erster Exkurs: Geistheilung

Die Beachtung der seelisch-geistigen Dimension kann auf vielfältige Weise geschehen. An dieser Stelle sei kurz auf die wachsende Anzahl Publikationen, Diskussionen und Arbeiten rund um Geistheilung hingewiesen. Einerseits dokumentieren sie exemplarisch den Bedarf nach einem seelisch-geistigen Ansatz, andererseits drücken sie das Unbehagen aus, das auch in etablierten medizinischen Kreisen (vor allem in den USA) spürbar ist und eine Suche nach neuen Formen ausgelöst hat. Dieses Interesse darf nicht von vornherein als Sehnsucht nach verlorener Geborgenheit abgetan werden, auch wenn es bisweilen so aussieht. In ihm äußert sich das Streben, neue Dimensionen zu erschließen, Dimensionen, die – wenn man nur aufmerksam ist – tagtäglich erfahrbar sind. Es gibt seelische Berührung, zum Beispiel in der Freundschaft, es gibt geistige Berührung, zum Beispiel in der Kunst und in der Literatur. Sie wirkt oft über große Distanzen und ist in keiner Weise an Ort und Zeit gebunden. So können uns heute noch Schriften antiker Philosophen berühren und unser Leben verändern.[30]

Für uns Zeitgenossen müssen freilich neue Zugänge zu diesen Bereichen gefunden werden, Umgangsweisen, die auf die einzelne Person und ihren individuellen Charakter sehr viel stärker Rücksicht nehmen, als dies in den tradierten Formen von Religiosität möglich war. Sie würden aber den unschätzbaren Vorteil höherer Verbindlichkeit und größerer Bewußtheit mit sich bringen. Rein empirisch steht außer Zweifel, daß das Bedürfnis nach dem Geistigen auch in unserer Zeit und Kultur vorhanden ist, wie wir persönlich über lange Jahre festgestellt haben. Ebenfalls zeigen dies statistische Untersuchungen, auch wenn gewisse Studien nicht problemlos zu verallgemeinern sind. So gaben in einer kürzlichen Umfrage in den USA von tausend befragten Erwachsenen neunundsiebzig Prozent an, daß *spiritual faith* Menschen bei der Heilung von Krankheit helfen könne, und dreiundsechzig Prozent waren der Meinung, daß der Arzt mit dem Patienten über Glaubensfragen sprechen soll. Die gleiche Studie erwähnt, daß neunundneunzig Prozent von zweihundertsechsundneunzig Hausärzten, die am *Meeting of the American*

Academy of Family Physicians im Oktober 1996 teilgenommen hatten, anführten, sie seien überzeugt, daß der Glaube heilen könne, fünfundsiebzig Prozent waren der Meinung, daß Gebete anderer für einen Patienten und dessen Genesung förderlich seien.[31]

Eine *Systematic Review* über *Distant Healing* kam im Jahr 2000 in den *Annals of Internal Medicine* zu folgendem Schluß: *»Despite of the methodological limitations ... given that 57% ... showed a positive treatment effect, we concur with the summary conclusion of the Cochrane Collaboration's review of prayer studies that the evidence thus far warrants further study.«* [*][32]

Schließlich sei noch eine doppelblind durchgeführte Studie bei fortgeschrittener AIDS-Erkrankung erwähnt: Personen, die sich selbst als Geistheiler bezeichneten und über ein Inserat rekrutiert worden waren, sollten einige der Patienten mit begleiten und therapieren. Die Patienten hatten sich bereit erklärt, am Forschungsprojekt teilzunehmen, wußten aber nicht – genausowenig wie das behandelnde medizinische Team –, ob sie auch von diesen Geistheilern betreut wurden. Ebenso im dunkeln gelassen wurden die unabhängigen Experten, die nach sechs Monaten die Auswertung vornahmen. Sie befanden, daß bei Patienten der Geistheiler-Gruppe signifikant weniger AIDS-definierende Krankheiten neu aufgetreten, weniger Patienten schwer krank waren, weniger Arztbesuche stattgefunden hatten, weniger Patienten hatten hospitalisiert werden müssen und auch weniger Tage im Krankenhaus verbracht

---

[*] Obwohl es aus methodischen Gründen schwierig ist, definitive Schlüsse zu ziehen, ist auf Grund der positiven Ergebnisse in rund siebenundfünfzig Prozent der Untersuchungen das Planen weiterer Studien zu diesem Thema angezeigt.

worden waren. Patienten der Geistheiler-Gruppe fühlten sich zudem psychisch wesentlich besser als Patienten der Kontrollgruppe. Selbstverständlich waren die Patienten aus soweit als möglich vergleichbar Erkrankten ausgesucht und nach dem Zufallsprinzip der einen oder anderen Gruppe zugeteilt worden.[33]

Solche und ähnliche Resultate mögen renommierte Krankenhäuser in den USA bewogen haben, sogenannte »Mind-Body-Abteilungen« einzurichten. So zum Beispiel – auf Initiative des Herzchirurgen Mehmet Oz – das Columbia Presbyterian Hospital in New York, das Memorial Sloan-Kettering Cancer Center sowie das Beth Israel Deaconess Medical Center in Boston. Der amerikanische Kongreß rief 1991 das Office of Alternative Medicine, OAM, mit einem Forschungsbudget von zwei Millionen Dollar ins Leben, das sich seitdem zum National Center for Complementary and Alternative Medicine, NCCAM, entwickelt hat, mit einem jährlichen Forschungsetat von achtundsechzig Millionen Dollar.[34]

Nicht zu vergessen sind in diesem Exkurs die Negativ-Varianten der Geistheilung: die Verhexung bzw. der Fluch, aber auch die Tabuverletzung oder das Heimwehphänomen des achtzehnten und neunzehnten Jahrhunderts. Sie alle führen in ihrer Extremform bis zum sogenannten psychogenen Tod, einem Tod, der nur auf seelische Faktoren zurückgeführt werden kann. Eine Zusammenstellung dieser Phänomene mit ausgiebig recherchierten und dokumentierten Fällen findet sich in Gary Bruno Schmids *Tod durch Vorstellungskraft*.[35]

Bei der seelisch-geistigen Dimension im Heilungsprozeß – das machen diese Hinweise klar – geht es letztlich um Wirkungen und Beeinflussungen des Körpers und seiner

Funktionen, die sich einer streng naturwissenschaftlichen Begründung entziehen.

d) Heilen ist Wandlung

Das Wesen des Heilens besteht darin, dem Patienten die Hilfestellung zu geben, die ihn befähigt, durch eigenes Tun ein neues Gleichgewicht zu erlangen. Denn Heilung an sich kann nie von außen erfolgen: Heilen kann nur die unverwechselbare, individuelle Natur in jedem einzelnen Menschen; Ärzte, Pflegende, Psychotherapeuten, Komplementärmediziner, kurz: Alle Behandelnden können nur versuchen, die Voraussetzungen so optimal zu gestalten, daß Heilung im günstigsten Fall eintritt. *Natura sanat, medicus curat* – das Sprichwort zielt genau auf diesen Zusammenhang.

So verstanden ist Heilen immer irreversible Wandlung, und deren Gesetzmäßigkeit ist so stark, daß sie selbst beim reinen Flicken unbeabsichtigt eintritt. Nach keiner Intervention ist der Mensch derselbe wie zuvor. Rückfälle in eine identische Pathologie treten, wenn überhaupt, nur dann auf, wenn Wandlung verhindert, verweigert oder nicht vollzogen wird. Für Behandlungsteams ist es daher von grundlegender Bedeutung, Wandlung und ihre Vorboten zu kennen, zu erkennen und zu fördern. An dieser Stelle möchten wir auf das allgemeine Prinzip eines Wandlungsvorgangs eingehen und es – in Anlehnung an die absoluteste Form der Wandlung, den Tod – als »Agoniekonzept« bezeichnen.

e) Zweiter Exkurs: Das Agoniekonzept

Panta rhei – alles fließt, es gibt kein bleibendes Sein: Dieser Heraklit zugeschriebene Grundsatz denkt das Sein als ewiges Werden, ewige Bewegung – und ist wohl die allgemeinste Definition von Leben.

Das einzig Stabile und Konstante in diesem Denkschema ist die Dynamik, die Wandlung selbst, und alles, was sich ihr widersetzt, ist in letzter Konsequenz lebensfeindlich. Dieses Prinzip kollidiert aber in unserer alltäglichen Wirklichkeit mit einem unglaublich starken Impuls des Beharrens: Beharren freilich ist per se allzuoft ein krankmachender Faktor, sei es im individuellen Bereich, in systemisch betrachteten Familienkonflikten oder in gesellschaftlichen Prozessen. Es gibt zudem auch vermeintliche Wandlungen, weil sie an für unumstößlich gehaltenen ›Glaubenssätzen‹ haftenbleiben, sei es in der Naturwissenschaft, in der Ökonomie oder in kirchlichen Systemen.

In der Medizin und in therapeutischen Begegnungen ist das Initiieren von Wandlung oft der entscheidende Schritt in Richtung Heilung. Und an diesem Punkt setzt unser Agoniekonzept ein. Als Agonie wird die letzte Phase körperlichen Sterbens bezeichnet. Das Wort stammt aus dem Griechischen und wird allgemein mit »Todeskampf« übersetzt. Die klinische Erfahrung lehrt uns, daß Agonie häufig gerade dadurch gekennzeichnet ist, daß dem definitiven Ableben, der dramatischsten und offenkundigsten Wandlung, ein kurzes luzides Intervall vorausgeht, ein letztes Aufbäumen des sich verabschiedenden Prinzips (individuelles Leben).

Diese Grundregel nennen wir das *Agoniegesetz*. Das

Agoniekonzept leitet aus ihm ab, daß – wo immer zwei Welten, zwei Prinzipien, zwei zumindest in Zeit und Raum unvereinbare, konkurrierende Ansprüche aufeinanderprallen – kurzfristig das, was man bereits überwunden glaubte, den unwiderruflichen Wandel ankündigt bzw. einleitet. Bevor wir anhand von Beispielen aus unterschiedlichsten Bereichen unsere Behauptung illustrieren, noch zwei Bemerkungen:

a. Das Gesetz ist selbstverständlich wert- und richtungs-neutral. Es ist besonders hilfreich, sich daran zu erinnern, wenn man Gefahr läuft, das Aufbäumen des alten Prinzips als ›Sieg‹ zu feiern, weil das neue noch negativ besetzt ist.

b. Die Dauer des Ablaufs ist äußerst variabel. Es ist darum mitunter schwierig, das Gesetz als übergeordnete Struktur zu erkennen und zu akzeptieren.

Um allgemein gültig zu sein, muß ein Gesetz auf allen Ebenen nachweisbar sein; diese sind nur aus strukturellen Überlegungen getrennt, tatsächlich aber interdependent. Das Agoniekonzept soll deshalb auf fünf Ebenen beschrieben werden:

1. Ebene der sogenannt unbelebten Natur
2. Ebene der sogenannt belebten Natur (ohne den Menschen)
3. Ebene des menschlichen Körpers
4. Ebene der menschlichen Seele
5. Ebene des Geistes und der Kultur und damit der menschlichen Gesellschaft

Zur Ebene der sogenannt unbelebten Natur
In unseren Breitengraden können wir klassische klimatische Agoniebilder erkennen, die beim Wechsel der Jahreszeiten

den Wandel verkünden. So bilden die Eisheiligen im Frühjahr das letzte Aufbäumen des Winters, während der Altweibersommer im Herbst den gesetzmäßigen Wandel vermeintlich stoppt, im Grunde aber einleitet.

Andererseits gibt es die Aktivierungsenergie, die bei chemischen Prozessen einen letzten Widerstand anzeigt, bevor zum Beispiel beim Verbrennungsprozeß eine Änderung eintritt. Auch physikalische Phänomene funktionieren so: Zum weiten Wurf eines Steines muß in die Gegenrichtung ausgeholt werden, bei einer engen Rechtskurve ist eine erste Bewegung nach links unumgänglich.

Zur Ebene der sogenannt belebten Natur (ohne Mensch)
Auf diese Ebene gehören unter anderem das zweite Blühen vieler Pflanzen im Spätherbst und das übermäßige Früchtetragen absterbender Obstbäume. Aber auch die Metamorphose der Raupe, bei der die starre Erdgebundenheit in der Verpuppung ihr Höchstmaß erreicht, bevor sich der Schmetterling den Lüften anvertraut.

Zur Ebene des menschlichen Körpers
In der gemeinhin als Somatik definierten Medizin ist die Regel besonders gut ersichtlich im ›Honeymoon‹ des Typ-1-Diabetes, in dem vor der definitiven Insulinbedürftigkeit eine Erholung der Inselzellen stattfindet, die den Patienten oft glauben läßt, der Arzt hätte sich in der Diagnose getäuscht. Ähnlich ist es beim akuten Aufflammen vieler Symptome zu Beginn einer Therapie: diese Phase kann bei schweren Krankheiten lebensgefährlich intensiv werden und fordert entsprechende Vorsicht bei Einleitung der Behandlung. Charakteristisch ist ebenfalls das besondere Wohlbefinden vor einem Migräneanfall, aber

auch der wiederaufflackernde Schmerz vor der definitiven Abheilung einer Brustfellentzündung oder der stärkere Husten nach dem Nikotinstopp und der Herzinfarkt selbst, der gleichsam ein Aufbäumen der irritablen Phase der koronaren Herzkrankheit ist. Auch Chemotherapien und andere einschneidende Behandlungsformen verursachen bei vielen Menschen zunächst Erstverschlechterungen. Die Wirksamkeit der Hormontherapie beim Prostatakarzinom kann über das *flare-up* (das Aufflammen von Symptomen) festgestellt werden. In der Chiropraktik wird die Erstverschlechterung auf den Bruchteil einer Sekunde verdichtet. Das beste Hustenmittel – Lokalanästhetika direkt auf die Bronchialschleimhaut gegeben – löst kurzfristig Husten aus, bevor es ihn dämpft. Die Vollnarkose genauso wie der Schlaf gehen beide über ein Erregungsstadium, bevor sie zur Entspannung führen.

Wir dürfen uns bei diesen Überlegungen durch zwei Dinge nicht beirren lassen. Nämlich:

1. Daß es für diese Phänomene immer formale Erklärungen gibt. Denn Erkennbarkeit im weitesten Sinne ist überhaupt nur im Schnittpunkt von Form und Inhalt möglich. Das Agoniekonzept entspricht einer Inhaltsbeschreibung, zeigt ein gesetzmäßiges Muster auf, das selbstverständlich immer von einer Formveränderung begleitet ist.

2. Von unserer zweckorientierten Betrachtungsweise in der Medizin. Krankheit – der akute Notfall, wie im Beispiel des Herzinfarktes – ist eben nicht nur eine medizinische Notsituation, die ihr gemäße Interventionen verlangt. Mögen diese auch allesamt korrekt sein, so verstellen sie doch oft den Blick auf die Struktur des dahinterliegenden Geschehens. Die reflexartige Medizin, die so vieles

in Kürze in den Griff bekommt, vergißt die Fragen nach Muster und Inhalt und springt gleichsam von einer Katastrophe zur nächsten. Zusätzlich handelt sie sich – für sie selbst unverständlich – gerade in der Intensivmedizin häufig noch den Vorwurf der Lebensfeindlichkeit ein.

In der Chirurgie wird in fast reiner Form demonstriert, wie über eine initiale Verschlechterung des Zustandes (z.B. das Bauchaufschneiden, das Herzstillegen usw.) die Überwindung des kranken Zustandes und damit die Wandlung in Richtung – verändertes – Weiterleben eingeleitet werden kann.

Die Homöopathie mit ihrer Theorie der Erstverschlechterung hat ihrerseits das Agoniegesetz immer schon gekannt, wertet sie doch in ihrer Behandlungsmethode eine anfängliche Verschlimmerung als sicheres Zeichen dafür, daß die ›richtige‹ Therapie verschrieben wurde. Der homöopathische Ansatz ist aber nicht originär, sondern folgt einem allgemeingültigen Gesetz, das auch in der Schulmedizin und anderen Heilverfahren zu finden ist. Wir sind der Überzeugung, daß ein Heilsystem, das keine Agoniesymptome auslöst, mit Sicherheit keine Wandlung initiiert und damit auch keine Heilung.

Zur Ebene der menschlichen Seele

Isoliert betrachtet funktioniert es auf der seelischen Ebene nicht anders. So ist die Pubertät von stark regressiven Tendenzen geprägt, bevor der Durchbruch in die neue Erwachsenenwelt gelingt; der sprichwörtliche zweite Frühling ergreift die von der Midlife-crisis geplagten Fünfzigjährigen. Es gibt die Ruhe vor dem Krach ebenso wie die Tendenz, kurz vor dem Ziel noch aufgeben zu wollen. Es ist das nochmalige Zusammenkommen von schon Getrennten, das verunsichernde Lampenfieber oder gar die mißglückte Hauptprobe. Es ist der initiale Widerstand gegen alles Neue, der im Alltag und besonders in einer Krisensituation sichtbar wird. Und gerade dort, wo der Impuls, am Alten festzuhalten, sich am stärksten zeigt, wird über kurz oder lang eine Veränderung stattfinden.

Zur Ebene des Geistes und der Kultur und damit der menschlichen Gesellschaft
Im geistig-kulturellen und damit politisch-gesellschaftlichen Bereich ist es die Stärkung der Monarchie vor ihrem Sturz, die Akzentuierung der Apartheid vor ihrem Ende, das Aufbäumen der Männervorherrschaft als Reaktion auf die beginnende Emanzipation der Frauen. Es ist das Abschotten der Schweiz vor ihrem Beitritt zur EU, der extreme Materialismus vor der Wende zu einer neuen Spiritualität, aber auch der verstärkte Reduktionismus – wie wir ihn in der Medizin kennengelernt haben – vor dem Durchbruch eines gewandelten Menschenverständnisses. Es ist immer das krampfhafte Klammern an alte Werte und Anschauungen, wenn das Neue unmittelbar bevorsteht.

Für uns im Gesundheitswesen Tätige ist es von weitreichender Bedeutung, die Gesetzmäßigkeit des Agoniekonzepts zu kennen und zu erkennen. Unsere Wahrnehmung muß entsprechend geschult werden. Erst dann können wir dessen verdeckte Struktur den Patienten zeigen und erklären, um ihnen – die von der jeweiligen Situation überwältig sind – während dieses Prozesses beistehen und Orientierungshilfe geben zu können.

Andererseits ist es auch wichtig zu realisieren, wann

und wo der Fluß der Wandlung zum Stillstand zu kommen droht, und zu akzeptieren, daß Therapie nur darin bestehen kann, den Prozeß bis zu seinem natürlichen Abschluß in Gang zu halten. In einem solchen Stadium liegt aber auch eine Falle verborgen, die nicht zu unterschätzen ist, da der Prozeßstillstand vordergründig auch durchaus symptomarm und erholsam sein kann, was sowohl dem Behandelnden als auch dem Patienten entgegenkommt. Allzuleicht wird man dann dazu verführt, einen Stillstand zu früh als Heilung oder zumindest als Teilerfolg zu interpretieren. Den Unterschied festzustellen ist darum schwierig, weil jeder Mensch seinen eigenen Rhythmus, sein eigenes Tempo und seine – im Gesamtablauf – eigenen Pausen hat. Notwendigerweise ergibt sich zwischen den Wandlungsphasen ebenfalls ein Stillstand; und es gibt im Rahmen der persönlichen Freiheit auch die Wahl, bewußt stillzustehen und den Prozeß abzubrechen. Nicht zuletzt setzen ihm auch Grenzen, die nicht überschritten werden können oder sollen, ein Ende.

Wie zu Beginn erwähnt – und nach diesen Ausführungen verständlicher –, ist aber jedes vollständige Stillstehen letztlich lebensfeindlich. Egal, ob es sich um den Stillstand des Herzens und damit des Kreislaufs, der Atmung, des Schlaf-Wach-Rhythmus oder eines innerseelisch-geistigen Prozesses handelt. Leben ist Rhythmus und daher stetig zwischen unterschiedlichen Polen in Bewegung. Jede Unterbrechung dieses Rhythmus ist deshalb zutiefst negativ und damit unheil. Unterbrechung kann deshalb nie das Ziel und die Absicht einer therapeutischen Handlung sein. Das mag trivial tönen, ist es aber bei weitem nicht: Jeder müßte sich selbst und für seine Arbeit immer wieder ehrlich die Fragen stellen: Ist Wandlung möglich? Ist Le-

bensfluß möglich? Das Agoniekonzept soll zu deren Beantwortung Hilfe bieten.

f) Aktuelle Heilkonzepte und ihre Grenzen

Jeder Mensch besteht aus zwei polaren oder komplemen-
tären Aspekten, die ihn zu dem machen, der er ist und als
der er in die Praxis, ins Krankenhaus oder zum Therapeuten kommt, wenn er Hilfe sucht. Zum einen ist er anderen
oder anderem vergleichbar, bis zur Austauschbarkeit ähnlich (Organtransplantationen). Die naturwissenschaftliche Medizin filtert gleichsam die individuellen Aspekte
heraus und sammelt das Vergleichbare, auf dem sie ihre
Krankheitslehre und ihr Krankheitsverständnis aufbaut.
Auf diesem Vergleichsprinzip beruhen im Seelisch-Geistigen die Möglichkeiten, daß wir überhaupt kommunizieren können, daß wir uns gegenseitig verstehen und verstanden fühlen, daß es Psychotherapie und Seelsorge als
Wissenschaft im klassischen Sinne gibt und daß die Gesetzmäßigkeiten der Verdrängung, Projektion, Übertra-
gung usw. formuliert werden können.

Daneben sind wir aber alle auch unverwechselbar und
einmalig und wollen es auch sein: nicht nur im Aussehen,
sondern auch in unserer Art, unserem Charakter, unserem Sein schlechthin. Im Seelischen wie im Körperlichen könnte man sagen: »Je näher der Blick, desto ähn-
licher werden wir.« Sind wir auf Photos noch klar zu
unterscheiden, so ist das auf einem Röntgenbild nicht
mehr ganz so einfach, wenn auch in der Regel nicht unmöglich. In der feingeweblichen Struktur ist die Individualität bereits weitgehend aufgehoben, im Bereich der

Bausteine schließlich, der Eiweiße und der Atome, sind wir nicht mehr zu unterscheiden. Gleiches gilt für die seelisch-geistige Seite: Hier sind die kollektiven, archetypischen Muster gewissermaßen die Bausteine, aus denen sich im Laufe der Zeit Individuelles und Einzigartiges aufbaut.

Wo immer der Anspruch auf Heilen erhoben wird und allgemeines medizinisches Wissen zur Anwendung kommt, muß es immer auch auf die Einmaligkeit der gegebenen Situation hin hinterfragt werden: Denn, was dem einen nützt, hilft deshalb nicht schon sicher dem andern – oder, wie C.G. Jung sagte: »*Dem einen paßt der Schuh, den andern drückt er.*« Die naturwissenschaftliche Medizin bleibt fast ausschließlich im verallgemeinernden Aspekt haften, während die Psychotherapie, aber auch die Homöopathie und viele sogenannt komplementär-medizinische Verfahren vorwiegend den individuellen Aspekt berücksichtigen. Jedes System bedarf also dringend der Ergänzung durch den jeweils anderen Pol. Und schließlich brauchen alle die Offenheit und Unvoreingenommenheit, in der sich Heilung erst ereignen kann.

Das Wesen von Heilung besteht darin, alle drei Aspekte in sich zu vereinen – folgerichtig muß darum auch das Gesundheitssystem diesem Anspruch gerecht werden. Tut es dies, hätte es den unschätzbaren Vorteil, näher an den existentiellen Grundlagen der Menschen zu sein, und würde seine begrenzten Ressourcen zweifelsohne weniger durch unreflektierte Betriebsamkeit verschleudern.

Eingrenzung auf den einen oder anderen Aspekt führt unweigerlich zu übertriebener Anstrengung im gewählten Bereich, um das erahnte Manko zu kompensieren. Berücksichtigt man die unterschiedlichen Kausalitäten und behält man die notwendige Offenheit für eine Welt, deren Grenze unergründlich ist, gilt für die wesentlichen Richtungen der aktuellen Heilmethoden zusammenfassend folgendes: Eingrenzung kann verhindert werden

– bei der naturwissenschaftlichen Schulmedizin durch das wirkliche Verstehen der Krankheit, also keine Vernachlässigung der *causa finalis;*

– bei der Psychotherapie und vielen komplementär-medizinischen Ansätzen durch Korrektur im materiellen Bereich, also keine Vernachlässigung der *causae formalis, materialis* und *efficiens;*

– bei allen Heilsystemen mit zuviel Arbeitstheorie und Klassifizierungszwängen durch Offenheit, also keine Abschottung gegenüber Theoriefremdem.

Daraus ergibt sich wiederum die Schlußfolgerung, daß ein Gesundheitssystem, das allen Ansprüchen von Heilen gerecht werden möchte, interdisziplinär sein muß.

2.6. Von der Vergänglichkeit

Leben als energetisches Prinzip braucht gemäß Polaritätsgesetz seinen Gegenaspekt: das Sterben. Dieses ist seinerseits für den Lebensprozeß konstituierend und findet als
gegenpolare Bewegung zum Leben fortwährend statt. Erst
wenn das Verhältnis zwischen den beiden Polen zugunsten des Sterbens kippt, kommt es zum Tod. Dieses Kip-
pen hat dazu verführt, Sterben schließlich nur noch in
dieser Schlußphase wahrzunehmen. Individuelles Leben
seinerseits wird durch Zeugung/Geburt und Tod bedingt
und begrenzt, aufrechterhalten wird es durch Selbstorganisation und strukturiertes Sterben. Sein Grundprinzip
ist Wandlung, und dieser Wandlungscharakter setzt *Vergänglichkeit* voraus.

Vergänglichkeit wird aber erst mit der Rückeroberung des
Sterbeprozesses ins Leben verstehbar. Beharrt man auf der
Vorstellung, daß Sterben erst am Ende des Lebens stattfindet, schließt man die Vergänglichkeit aus dem individuellen Leben aus. Vergänglichkeit aber, das sei nochmals
ausdrücklich festgehalten, ist Teil eines jeden Wesens. Es
ist belanglos, ob sie sich als Vergessen, als Ende eines
Trauerprozesses oder einer Depression, als Heilung einer
Wunde, als das Abklingen einer Migräneattacke, als
Wachstumsabschluß, als Ausheilen einer Lungenentzündung, als Menopause oder als Aufgeben eines überholten
Welt- und Menschenbildes manifestiert. Immer und in
jedem Falle setzt das Ende des einen voraus, daß Sterbe-
prozesse, und zwar strukturierte und geordnete Sterbe-
prozesse, innerhalb des Lebens stattfinden können. Verge-
hen kann nur, was stirbt.

Im vordergründig Körperlichen scheint das evident. Im sogenannt Seelischen oder Geistigen ist das nicht anders. Das Aufgeben von Gefühlen, das Abschiednehmen (*partir c'est mourir un peu* – Fortgehen ist ein kleines Sterben) hat eben auch denselben Charakter des Definitiven, des nicht mehr Rückholbaren.

Wie im makrokosmischen Bereich steht das mikrokosmische Sterben des Menschen im Dienste des ›größeren‹ Lebens. Selbst das bloße Fortsetzen der Existenz setzt diesen dauernden Sterbeprozeß in unserem geistig-seelisch-körperhaften Sein voraus. Die Unsterblichkeitsillusion, der wir und unsere Gesellschaft immer wieder verfallen – wie zum Beispiel im Bestseller von Michael Fossel *Das Unsterblichkeitsenzym*[36] –, findet ihre medizinische Form in der Krebszelle, die als einzige lebende Zelle ein unbegrenztes Teilungspotential hat und auch über den Tod des Krebskranken hinaus unter geeigneten Laborbedingungen beliebig weiterleben kann. Sie illustriert uns zudem aufs eindringlichste die Illusion dieses Konzeptes, indem die partielle Realisierung der Unsterblichkeit in einem Menschen, das Krebsgeschwür, gerade für diesen Menschen die Sterblichkeit bestimmt. Auch das eine Gesetzmäßigkeit von Polarität.

Diese Vergänglichkeit ist, wie alles, vorerst wertfrei. Bei emotional negativ besetzten Ereignissen, wie Hunger, Schmerz, Leid, Katastrophen oder Krieg, wird sie als wünschenswert und gut empfunden. In der Regel wird sie aber in der industrialisierten Welt zur kollektiven Kränkung einer Gesellschaft, die zwar nolens volens das scheinbar definitive Ende des Todes hinnimmt, aber mit Vergänglichkeit kaum mehr umgehen kann. Um ihr – die lediglich als unerwünschter Zerfall wahrgenommen wird – zu trotzen, wird eine fast unglaubliche Energie aufgewendet. Jugendlichkeit wird idealisiert – wiewohl man darunter eher nur deren ungebrochene Vitalität meint, ansonsten aber gerne die Vorzüge des avancierten Lebens genießt. Falten, Glatzen, veränderte Fettverteilung, Menopause und schwindende Potenz werden mit den verschiedensten Mitteln bekämpft und scheinbar rückgängig gemacht. Symmetrisch dazu verläuft der Vergänglichkeitsprozeß infolge der enormen Beschleunigung technischer Entwicklungen in unserer Gesellschaft immer schneller. Bisheriges Wissen und gestern Gelerntes ist heute schon beinahe kaum etwas wert. Weisheit des Alters ist bestreitbar geworden, da rasante Wechsel die Lebenserfahrungen in die Bedeutungslosigkeit absinken lassen. In dieser Welt, in der zwar die Umstellungsfähigkeit des einzelnen zum eigentlichen Lebenskapital emporgehoben, die biologische Vergänglichkeit aber zunehmend nicht akzeptiert wird, gehen eigenartige Blüten menschlichen Verhaltens auf, die diesem unvereinbaren Doppelanspruch gerecht zu werden versuchen. Es entsteht eine Wegwerfgesellschaft für unveränderbar Vergängliches und unveränderbar Vergänglichkeitsgezeichnete. In der Medizin haben dadurch zwei gefährliche Tendenzen Vorschub erhalten: einerseits die Idee, durch genetische Eingriffe Vergänglichkeit und andere Defizite korrigieren zu können, andererseits der Ruf nach Freitod, unterstützt von Bewegungen, privaten Organisationen und neuerdings auch von parlamentarischen Initiativen. Der Würdezuspruch des Menschen – wie er in der Ethik definiert wird – wird fast unmerklich in einen Würdeanspruch unter bestimmten Bedingungen verkehrt, so daß menschliches Leben außerhalb dieser Parameter als unwürdig deklariert wird. »Verliere ich meine geistigen Fähigkeiten und bin ich vollkommen auf Pflege angewiesen, so ziehe ich den Tod vor«, heißt der meistgehörte Satz dieser Entwicklung – also lieber die definitive Grenze aktiv überschreiten als Vergänglichkeit in einer negativ wahrgenommenen Form akzeptieren. Eine Medizin, die den Tod als Ereignis betrachtet, das es um jeden Preis zu verhindern gilt, kommt damit in Bedrängnis, denn nun folgt sie zwei sich widersprechenden Maximen: Erstens, Leben muß um jeden Preis erhalten werden, und zweitens, vergänglichkeitsgezeichnetes Leben soll – unter bestimmten Bedingungen – aktiv beendet werden können.

Und als ob dieses Paradoxon nicht schon genug wäre, müssen sich Ärzte auch noch mit der Frage auseinandersetzen, wie lange ein nur künstlich gegen den Tod verteidigtes Leben zu erhalten sei, falls die Organe als Ersatzteile der Transplantationsmedizin dienen können.

Vergänglichkeit und Endlichkeit sind eingewoben in die Gesetze des Lebens wie die Gravitation in die Gesetze der Materie. Vergänglichkeit und Endlichkeit sind darum aktiv in unsere Lebensentwürfe einzubeziehen. Dann werden wir vielleicht erleben, daß sie – ähnlich der Gravitation – nicht nur Widersacher, sondern auch nutzbare Partner sein können. Glück entsteht nur in der Begrenzung. Die Vergänglichkeit gibt ihm seinen Wert, genauso wie nur mit Vergänglichkeit das gelebte Leben an Wert gewinnt. Eine Gesellschaft und ein Gesundheitssystem, die das vergessen, können sich nur in unlösbaren Verstrickungen wiederfinden. Leben ist Wandlung, Heilung erst recht. Wandlung setzt Vergänglichkeit voraus, ermöglicht andererseits aber auch Neues.

2.7. Von der Bedeutung der Kunst

»Und wie ferne sind wir noch davon, daß zum wissenschaftlichen Denken sich auch noch die künstlerischen Kräfte und die praktische Weisheit des Lebens
hinzufinden.«　　　　　Friedrich Nietzsche[37]

a) Von der Höhlenmalerei zur Performance Art
im Krankenhaus –
Von der Kunst zur Kunst des Heilens

Spuren aus der frühesten Geschichte (Höhlenmalerei, Grabkulturen) bezeugen, daß sich der Mensch seit je nicht allein mit der materiellen Welt auseinandergesetzt, sondern auch versucht hat, dem Unermeßlichen der Existenz einen Rahmen zu setzen, in dem sein Weltbild erscheinen kann. Genauso wie der Liebe, dem Schönen, dem Wunderbaren gibt er mit seiner Vorstellungsgabe dem Unerklärbaren, dem Bedrohlichen, der Zerstörung, der Zerrissenheit, der Widersprüchlichkeit und dem Tod Form. Die Kunst bildet dabei das Medium, in dem Imagination und Materie sich zu einem Werk verbinden. In Mythen, Poesie und Theater, in Bildern und Skulpturen, in Musik und Tanz setzt sich der Mensch mit dem Geheimnis des Lebens auseinander und beheimatet das Fremde, indem er es sich vorstellt, formt und sein ›In-der-Welt-Sein‹ darstellend deutet.

Der deutsche Philosoph Martin Heidegger (1889–1976) sprach von der »*Zeitlosigkeit des über alle geschichtlichen Abstände sich wölbenden Regenbogens der Kunst*«.[38] Sei es aus der Lehre der Polarität, sei es über die Erkenntnisse der

94

modernen Physik oder durch die Erfahrung der Untrenn-
barkeit von Körper, Seele und Geist im menschlichen Leben – wir treffen immer auf ein Modell, das als Theorie
der Verbundenheit bezeichnet werden kann. Auch die
Kunst verbindet die Welten, ist eine zwischen Himmel
(Geist-Seele) und Erde (Körper) gespannte Erscheinung.

> *Kunst bildet die Brücke zwischen*
> *Sichtbarem und Unsichtbarem.*
> *Die Kunst des Heilens wendet sich*
> *Sichtbarem und Unsichtbarem zu.*

Das Kunstwerk entsteht erst durch das Zusammenfallen
von Handwerk und Inspiration. Hierin liegt die Wahrheit
und die Schönheit der Kunst. Oder anders formuliert:
Kunst ereignet sich in einem Moment der Gnade. Dieses
Geschehen kann nicht gemacht, nicht erzwungen werden.
Der Künstler ist allein für dessen Voraussetzungen verant-
wortlich: Im Schulen und Verfeinern seines Handwerks
und seines sinnlichen Wahrnehmens sowie im Offensein
für Inspirationen. Der Theologe Antony de Mello (1931-
1987) gab diese Erkenntnis in einem kurzen Dialog wieder:
»Kann ich selbst irgend etwas tun, um erleuchtet (inspiriert)
zu werden?« – *»Genau sowenig, wie Du dazu beitragen*
kannst, daß die Sonne morgens aufgeht.« – *»Was nützen dann*
die geistigen Übungen, die Ihr vorschreibt?« – *»Um sicher zu*
gehen, daß Du nicht schläfst, wenn die Sonne aufgeht.«[39]
Ein Aspekt der Tragik des Menschen klingt darin an. In
unserer Kultur ist er im christlichen Mythos der Vertreibung
aus dem Paradies zu finden. Der Mensch ist ein aus der Einheit – dem Paradies – in die Getrenntheit – die Polarität –
geschicktes Wesen, das auf der Welt sein Werk zu schaffen

hat. Zu allen Zeiten sehnt er sich nach dieser Einheit zurück und sucht nach Momenten der Erfahrung des Einsseins. Wir sind bestrebt, die Wunde, die durch den Verlust der Einheit entstanden ist, durch Wunder des Zusammenfallens zu pflegen: in der Liebe, in der Sexualität, in der Religion, in der wissenschaftlichen Kreation und in der Kunst. Das Ringen in der Kunst gründet in der Sehnsucht, dem Ungetrennt-Sein so nahe wie möglich zu kommen und in der Werkschöpfung die Sternstunde zu erleben, in der Handwerk und Inspiration zusammenfallen.

Kunst ereignet sich.
Heilung ereignet sich.

Das daraus entstandene Werk muß, wie Rilke (1875–1926) und andere Künstler zu Recht forderten, die Welt verändern. In seinem Sonett »Archaischer Torso des Apollo«, das er nach der Konfrontation mit der von Rodin geschaffenen Skulptur schrieb, heißt es zum Schluß: »*... denn da ist keine Stelle, die dich nicht sieht. Du mußt dein Leben ändern.*«[40] Jede Zeit setzt in die Weite des nicht zu erklärenden Lebens ihren Rahmen und entwirft ihr Bild innerhalb desselben. Dem Wandlungsgesetz der Welt entsprechend wird jedes Bild alt und stirbt, wenn das Neue den alten Rahmen gesprengt und den seinen geformt hat. In diesem Sinne gibt die Kunst die Farbe, die Klänge, die Poesie, die Plastik, den Tanz, die Mythen ihrer Zeit wieder und ist zudem wesentlich daran beteiligt, wenn das neue Weltbild, die neue Lebensform, die neue Musik, die neuen Beziehungsweisen entworfen werden. Der Schriftsteller Stefan Zweig (1881–1942) sagte über diese besondere Art der Veränderung: »*Die Kunst hat eigene Formen der Entwick-*

lung. Nicht geradlinig, langsam und zielbewußt, wie die
exakte Wissenschaft, hebt sie sich immer stolzer empor, son-
dern ihr Weiterschreiten ist ein fortwährendes Ringen und
Sichentfalten der gegensätzlichen Kräfte.« [41]

> *Kunst wandelt.*
> *Die Kunst des Heilens unterstützt Wandlung.*

Dem Umbruch in die Moderne sei ein großes »unterir-
disches Donnern« vorausgegangen, schrieb der Maler
Wassily Kandinsky (1866–1944) in seinem Buch *Essay
über Kunst und Künstler.* [42] Das 19. Jahrhundert sei eine Arbeit des Ordnens gewesen, eines Ordnens auf der Basis
von Absonderung, von Zerteilung (Hochschulen, Spezialisten). In der offiziellen Kunst blühte zu dieser Zeit die
Imitation, das Abbilden von Idealem, von Klassischem
auf, das in die Stuben der Bourgeoisie mehr Tapete als
Kunstwerk bringt. Das »Entweder-oder-Zeitalter«, wie
Kandinsky das 19. Jahrhundert taufte, wird in Frage gestellt, ergänzt und schließlich durch das »Und-Zeitalter«
ersetzt, wie er die Moderne nannte.

> *Was fehlt einer Zeit?*
> *Kunst nimmt das unterirdische Donnern wahr.*
> *Was fehlt einem Menschen?*
> *Die Kunst des Heilens richtet ihre Aufmerksamkeit*
> *auf dessen unterirdisches Donnern.*

Die schöpferischen Menschen des 19. Jahrhunderts nah-
men das Fehlende ihrer Zeit wahr. Sie wehrten sich gegen
die Verengung des Blickfeldes in der Industrialisierung,
gegen die gefällige Salonkunst, gegen die Vereinnahmung

des Menschen durch die Bewertung, nichts als ein Teil einer Massenware zu sein, indem sie Kunstwerke schufen, die den Alltag, das Individuelle wertschätzten.

Der Maler Francisco Goya (1746–1828) war ein Visionär, der früh die von allen Idealen wegführende Realität darzustellen wagte. In der Radierfolge *Los Desastres de la Guerra* klagte er an, stellte den Menschen als Opfer seiner selbst dar. Nicht mehr der gefeierte idealisierte Held, sondern der sich in Glauben und Verblendung zerstörende Mensch rückte ins Blickfeld. Goyas Anliegen war es, nicht allein die äußere, sondern auch die innere Wirklichkeit des Menschen zu zeigen, menschliche Existenzformen aus »intimster Nähe und kritischster Distanz« darzustellen.[43] Er versteckte seine Werke zum Teil, überlebte aber trotz seiner unzeitgemäßen Botschaft dank Auftragsarbeiten am Hofe. Jean-François Millet hingegen (1814–1875), ein Nachfolger Goyas, war mit seinen die Alltagswelt darstellenden Bildern der offene Revolutionär und verhungerte fast. Camille Pissarro (1830–1903) und Vincent van Gogh (1853–1890) vertieften in Werken wie *Frau und Kind am Brunnen*, *Die Ährenleserinnen* und *Die Kartoffelesser* die Abbildung der Realität. Der Philosoph Arthur Schopenhauer (1788–1860), der die Kunst als einen für den Menschen wesentlichen Bereich einstufte, unterstützte die Auseinandersetzung der Künstler mit der inneren Wirklichkeit des Menschen. Zu seiner Zeit ein wenig beachteter Vordenker, erklärte er bereits acht Jahrzehnte vor Sigmund Freud (1856–1939): »*Das Bewußtsein ist die bloße Oberfläche unseres Geistes, von welchem, wie vom Erdkörper, wir nicht das Innere, sondern nur die Schale kennen … Daher kommt es, daß wir oft vom Entstehen unseres tiefsten Gedanken keine Rechenschaft geben können: sie sind die Ausgeburt unseres geheimnisvollen Innern. Urteile, Einfälle, Beschlüsse steigen unerwartet und zu unserer eigenen Verwunderung aus jener Tiefe auf.«* [44]

Während der Hauptstrom der Naturwissenschaft unbeirrt dem getrennten Weltbild folgend das Objektive vom Subjektiven trennte, setzte die Kunst der Zersplitterung die Synthese entgegen. Vor allem Kandinsky arbeitete im Bauhaus in Weimar an der Idee des Gesamtkunstwerkes und an der Vereinigung von Gegensätzen. Er widmete sich deshalb zutiefst dem Thema des verbindenden Geistigen. Die gleichzeitige Erkenntnis der Verbundenheit von allem mit allem in der Physik beeinflußte sein Schaffen nachhaltig.

Naturwissenschaftliche Medizin trennt.
Die Kunst des Heilens bildet die Synthese zwischen
Objektivem und Subjektivem.

Als in der Philosophie Nietzsche »Gott ist tot« proklamierte, wurde in der Malerei die Linearperspektive aufgegeben. In beiden Bereichen bedeutete es den Verzicht der Ausrichtung auf einen isolierten Fixpunkt. Die Komplexität der Welt forderte alternative, weniger einengende Systeme. Die bewegte Perspektive eroberte die Malwelt. Sie ließ Dargestelltes gleichzeitig aus verschiedenen Blickwinkeln sehen.

Als nächstes wurde der Sprung ins Offene, in das Ungegenständliche gewagt. Parallel dazu gab man in der Musik die konventionelle Harmonielehre als ausschließliche Möglichkeit auf. Jeder Künstler durfte die Welt selber entdecken und gestalten, die eigene Perspektive, den eigenen Blickwinkel wählen, selbst das eigene Innere als Bezugsraum nehmen. Die moderne Kunst entwickelte sich zu einem Experiment des Empfindens. Auch wenn Sigmund Freud das unermeßlich Weite des immateriellen menschlichen Seins – von ihm das Unbewußte genannt – durch seine analytische Theorie in einen Rahmen setzte, so haben seine Ausführungen, seine *via regia* (Königsweg), die die Traumwelt ins Blickfeld rückten, wesentlich zur Erweiterung der Kunstwelt beigetragen. Das Individuelle, das Unbewußte, die Träume begannen die Künstler zunehmend zu interessieren.

»*Wir kommen für die Götter zu spät und zu früh für das Sein*«, definierte der Philosoph Martin Heidegger[45] das bewegte 20. Jahrhundert. In diesem Jahrhundert der Gegensätze waren alle Mittel der Gestaltung erlaubt, ließ man die verschiedensten Stile nebeneinander gelten. Einzelne Künstler wie Pablo Picasso gingen durch mehrere Stilperioden. Der Zweite Weltkrieg brachte die Kunst an den Rand des Abgrunds: Während die einen dem Schrecken dienten, wurden die anderen vertrieben. Theodor W. Adorno (1903–1969) stellte gar die Frage, ob es nach Auschwitz überhaupt noch ein Gedicht geben dürfe, ob nicht vielmehr Schweigen die einzig adäquate Reaktion sei. Der durch eigene Erfahrung des Schreckens betroffene Schriftsteller Elie Wiesel antwortete: »*Auch ich schwieg zehn Jahre lang. Dann fühlte ich: Das genügt nicht. Aber ich versuchte nicht, das Schweigen durch Worte zu ersetzen, sondern das Schweigen den Worten zuzufügen, die Worte durch das Schweigen zu umgeben.*«[46] Kunst hat hinabzusteigen in die Abgründe und Zeugin zu sein. Indem sie diese gestaltet, hilft sie mit, das Vergessen zu verhindern. Auf seine eigene Frage »Warum Kunst?« antwortete der Psychotherapeut und Philosoph Stephen Levine: »*Weil nichts anderes stark genug ist, um die Destruktivität des Selbst aufzunehmen. Nicht Kunst als Unterhaltung oder Kunst als hohe Kultur oder als Kitsch, aber Kunst als Gestalt menschlichen Leidens.«* [47]

> *Kunst hat Zeugin menschlichen Leidens zu sein.*
> *Die Kunst des Heilens hat Leiden mitzutragen.*

Nach dem Schrecken des Krieges wurde das Individuelle in der Kunst, als Reaktion auf die Gewalt des Totalitarismus, noch stärker betont. Die Nachkriegszeit war eine Zeit des künstlerischen Chaos, die äußeren Fixpunkte waren weggefallen. Der Mensch wie der Künstler der Moderne sahen sich der Freiheit der Wahl gegenübergestellt. Diese Freiheit in der Kunst war aber weit weg von Beliebigkeit. Bis zum »so und nicht irgendwie«, wie es der Schweizer Schriftsteller Max Frisch (1911–1991) formulierte, hat jedes Kunstwerk, das diesen Namen verdient, zu reifen. Eine entsprechende Qualität fordert die Kunst des Heilens, nämlich einen Patienten so zu begleiten, daß er erkennen kann, wie er mit seiner Krankheit, mit seinem Leiden, mit seinen Grenzen, mit seinem Tod umgehen will. So und nicht irgendwie.

»*Soll ich schreiben?*« fragte der Junge den berufenen Rilke. Und der Erfahrene antwortete: »*Sie sehen nach außen, und das vor allem dürften Sie jetzt nicht tun. Niemand kann Ihnen raten und helfen niemand. Gehen Sie in sich. Erforschen Sie den Grund, der Sie schreiben heißt; prüfen Sie, ob er in der tiefsten Stelle Ihres Herzens seine Wurzeln ausstreckt, gestehen Sie sich ein, ob Sie sterben müßten, wenn es Ihnen versagt würde zu schreiben. Dies vor allem: Fragen Sie sich in der stillsten Stunde Ihrer Nacht: Muß ich schreiben. Und wenn diese zustimmend lauten sollte, wenn Sie mit einem starken und einfachen ›Ich muß‹ dieser ernsten Frage begegnen dürfen, dann bauen Sie Ihr Leben nach dieser Notwendigkeit; Ihr Leben bis hinein in seine gleichgültigste und geringste Stunde muß ein Zeichen werden diesem Drange.«*[48] Es lohnt sich besonders in der heutigen Zeit schneller Wechsel und wegfallender Orientierungspunkte, den Künstlern zuzuhören und sie von ihren Prozessen erzählen zu lassen. Es *darf* nicht nur jeder Mensch Künstler, Schöpfer und Erfinder sein, wie das Joseph Beuys (1921–1986) in die Diskussion brachte, es *muß* jeder sich seine Welt neu kreieren.[49]

Jedes Kunstwerk hat seine besondere Geschichte.
Jede Krankheit ist Teil einer einzigartigen Lebensgeschichte.

Prägnant beschrieb Stefan Zweig in *Das Geheimnis des künstlerischen Schaffens* den kreativen Prozeß, erzählte von der Leichtigkeit, der Beschwingtheit, der traumwandlerischen Sicherheit der einen genauso wie von der ringenden Qual der anderen und faßte zusammen: »*Wenn wir also zu einer Formel kommen wollen, so darf das eigentliche Geschehnis im künstlerischen Prozeß nicht heißen ›Inspiration oder Arbeit‹, sondern ›Inspiration plus Arbeit.‹ Schaffen ist ein beständiges Ringen zwischen Unbewußtheit und Bewußtheit, zwischen Inspiration und Technik, zwischen Trunkenheit und Nüchternheit ... In dieses Gesetz des Gegensatzes, des schöpferischen Ausgleichs zwischen bewußt und unbewußt, ist der Künstler gebannt. Innerhalb dieses Gesetzes ist er frei. Jeder Künstler hat sein besonderes Geheimnis der künstlerischen Schöpfung.*«[50] Kunstwerke werden zu Heilmitteln, wenn wir uns ihnen öffnen, wenn wir uns auf die Begegnung mit ihnen einlassen und in Dialog treten mit ihrer Geschichte: »*Genuß ist kein reines Empfangen, sondern ein inneres Mitwirken am Werk.*«[51]

In der kunst- und ausdrucksorientierten Psychotherapie entwickelte Shaun McNiff die Methode des »Dialoges mit dem Bild«.[52] Erste und wichtigste Voraussetzung sei das Annehmen des Werkes als ein ansprechbares ›Du‹, was dem Bild Autonomie verleiht. Wie im Rollenspiel mit einer realen oder imaginierten Person wird das Bild angesprochen, und es ›antwortet‹. Diese spannende Kommunikation läßt zwischen Betrachter und Kunstwerk eine Beziehung entstehen: Was erzählt das Werk? Was erzählt es mir? In seinem Essay *Der Ursprung des Kunstwerkes* setzte sich Martin Heidegger eingehend mit diesem Phänomen auseinander. Das Bild van Goghs, auf dem ein Paar abgetragene Bauernschuhe zu sehen ist, interpretierte er folgendermaßen: »*Aus der dunklen Öffnung des ausgetretenen Inwendigen des Schuhzeugs starrt die Mühsal der Arbeitsschritte. In der derbgediegenen Schwere des Schuhzeuges ist aufgestaut die Zähigkeit des langsamen Ganges durch die weithin gestreckten und immer gleichen Furchen des Ackers, über dem ein rauher Wind steht. Auf dem Leder liegt das Feuchte und Satte des Bodens. Unter den Sohlen schiebt sich hin die Einsamkeit des Feldweges durch den sinkenden Abend. In dem Schuhzeug schwingt der verschwiegene Zuruf der Erde, ihr stilles Verschenken des reifenden Korns und ihr unerklärtes Sichversagen in der öden Brache des winterlichen Feldes.*«[53] Wie intensiv die Auseinandersetzung mit Kunst sein kann, kommentierte Jack Kerouac, ein Freund des Schriftstellers Allan Ginsburg, nach der Lektüre eines dessen Bücher: »*Es war erfüllt von jenem Zorn, der mich anzog, bevor ich merkte, daß ich selber davon erfüllt war.«*

Die Begegnung mit einem Kunstwerk ist selber ein krea-
tiver Akt: Es gibt das sofortige Erkennen, das Vertraut-
oder das Erschüttertsein, genauso wie die langsame Annäherung. Ein Beispiel dafür findet sich in den *Stanislawski-
Studien* von Bertolt Brecht, in denen er den Schauspielern
das Sich-Annähern an eine Theaterfigur zeigt. Als erstes
gehe es darum, eine Fülle von Eindrücken zuzulassen;
Züge der Figur, des Werkes zu entdecken, die anziehen
oder abstoßen; Widersprüche, Abweichungen vom Typi-
schen, Unschönes im Schönen wahrzunehmen: »*In dieser
ersten Phase ist deine Hauptgeste das Kopfschütteln, du
schüttelst den Kopf wie einen Baum, daß seine Früchte auf
den Boden fallen, wo sie eingesammelt werden.*« Die zweite
Phase nannte Brecht »*die Phase der Einfühlung ... der Suche nach der Wahrheit der Figur im subjektiven Sinn. Du
läßt sie machen, was sie will, wie sie es will. Aber dieses Sammeln ist kein Kopfsprung. Dieses Sammeln geht langsam vor
sich, bis es dann zum Sprung kommt, bis du in die endliche
Figur hineinstürzt, dich mit ihr vereinigst.*«[54]

In Analogie dazu kann man Kranksein und Krise als
schöpferisches Werk bezeichnen und lernen, damit umzugehen. Ist die Krankheit den Patienten von der Form her
vertraut, so erzählt sie ihnen noch keineswegs ihre ganze
Geschichte. Also muß schrittweise auf die Krankheit zuge-
gangen werden: Sie zunächst von außen betrachten, sich
dann in sie einfühlen und zuletzt die ›Figur‹, in der die
ganze Lebensgeschichte enthalten ist, entstehen lassen.

b) Von der Notwendigkeit der Kunst
in der Medizin

*»Was aber ist ein Gemälde? Es ist ein Stück Lein-
wand oder Holz, auf dem kunstvoll etwas Erde ver-
mischt mit etwas Öl, mittels einiger am Ende eines
Steckens befestigter Haare aufgetragen wird.«*
Salvador Dalí [55]

Dem immer spezialisierteren, eingeengteren Blickwinkel
der Medizin auf nur Knie, nur Hals, nur Herz, nur Auge hat
die Kunst vorgelebt, daß eine solche verkürzte Sichtweise
falsch ist. Analog können wir das Knie, das Auge, das Herz
zu einer Gestalt mit seelisch-geistigem Wesen, das heißt,
zu einem ganzen Menschen gehörend, wahrnehmen und
durch schöpferische Behandlungsweise ein einzigartiges
Werk der Heilkunst entstehen lassen. Handwerkliches
Können und stetiges Offensein für Intuition und Inspiration sind die dazu notwendigen Voraussetzungen. Kunst ist
die revolutionäre Kraft, die – das ›Donnern im Untergrund‹
wahrnehmend – das Fehlende aufzeigt. Kunst sprengt immer wieder von neuem altgewordene Denkmuster und
Verhaltensweisen. [56]

*Die Musik / die du hörtest / war eine fremde Musik /
dein Ohr war hinausgerichtet – / ein Zeichen nahm
dich in Anspruch / aß deine Sehweite / kältete dein
Blut / stellte Verborgenheit her / zog den Blitz vom
Schulterblatt / Du hörtest / Neues*
Nelly Sachs [57]

Wer ist bereit, ›neue‹ Musik zu hören, kreative Prozesse
mit all ihrer Freude und ihrem Leiden zu durchleben? Die
Kunst singt, sie spielt, sie malt, sie tanzt, sie inszeniert, sie
schreit, sie hofft, sie zerreißt, sie ärgert, sie schmeichelt, sie

tröstet. Sie lebt und lehrt uns zu leben. In künstlerischer Haltung die Sorgen des Gesundheitswesens anzugehen heißt, sie zunächst einmal mit frischem, unverstelltem Blick wahrzunehmen, aufzunehmen, Entwürfe zu formen, diese immer wieder zu erneuern und anzupassen. Das Gesundheitsmodell des Spitals Affoltern wird folglich im Sinne der Performance Art von jedem einzelnen Beteiligten, Patient und Mitarbeiter, ständig geformt und bewegt. Für den Patienten, der das will, heißt das, daß er seinen Raum, seine Zeit des Krankseins gestalten kann. Er tritt ein, bewegt und verändert. Zusammen mit den Begleitenden kann er auf eigene schöpferische Art sein Kranksein zu einem Werk gestalten. Er kommt vor als Mensch in seiner Geschichte, in seiner Art und Weise zu sein und ist nicht mehr länger nur meßbare Materie, nur allein Knie, Herz oder Darm. »*Ein Meister ist, wer das, was jeder gesehen hat, mit eigenen Augen sieht und die Schönheit der Dinge erkennt, die zu gewöhnlich sind, um den anderen noch aufzufallen. Worauf es ankommt: sich rühren lassen, lieben, hoffen, erschauen, leben. Mensch sein, bevor man Künstler ist.*«[58] Worauf es ankommt: Mensch sein, bevor man Pflegender, Arzt, Psychotherapeut, Theologe, Politiker ist.

· 2.8. Von der Bedeutung der Interdisziplinarität

Es gilt Abschied zu nehmen von einem Universalgenie wie Leonardo da Vinci (1452–1519) oder von einer Figur wie Hildegard von Bingen (1098–1179), die in den neunziger Jahren des 20. Jahrhunderts eine außergewöhnliche Renaissance erlebte. Als Künstlerin, Ärztin, Theologin, Politikerin behandelte sie Patienten ganzheitlich. Das In-Beziehung-Sein zu allen Bereichen ließ sie zur Heilkundigen werden. Aber die Zeit der Allrounder ist vorbei. Die Wissensinflation hat die Konzentration auf Teilbereiche zur Konsequenz, was den einzelnen Disziplinen zwar zu enormem Können verhilft, dem jedoch als Preis der Gesamtzusammenhang geopfert wird: *»Das analytisch-dualistische Denken hat den Vorteil, daß es eine große Tiefenschärfe besitzt, wo es um die Erfassung von Details geht. Sein Nachteil liegt darin, daß es diese Tiefenschärfe mit einem entsprechenden Verlust an Übersicht über komplexere Zusammenhänge bezahlt.«* [59]

Das Ganze, das Universale, die Ursehnsucht des Menschen findet in der Spezialisierung kaum Gehör. Die für die Arbeit mit dem individuellen Menschen wichtigste Frage – »Wie ist das Detailwissen wieder sinnvoll in den subjektiven Gesamtzusammenhang zu stellen, wie wird also das analysierte, verallgemeinerte Wissen dem einzelnen Menschen in seiner unteilbaren Ganzheit dienlich?« – stellt sich immer dringlicher allen, die in der Betreuung von Patienten engagiert sind. Daß Behandlungen machbar geworden sind – für den einzelnen Menschen unter Umständen weder wünschenswert noch sinnvoll –, ist neu und fordert neben Wissens- und Anwendungsfähigkeit eine Gesamtschau des Lebenszusammenhangs. Wir stehen in der Medizingeschichte erstmals vor der Situation, daß auf der einen Seite nicht alles Machbare wünschbar ist und paradoxerweise trotzdem nicht alles Wünschbare machbar wurde. Diese neue Problemstellung fordert andere Lösungsansätze als das Aneinanderreihen von spezialisierten Einzelhandlungen. Sie verlangt nach einer neuen Zusammenarbeit der einzelnen Fachbereiche, nach Interdisziplinarität.

Interdisziplinarität – Brücke zwischen Wissenschaft und Praxis?

Interdisziplinarität bedeutet das Zusammenwirken verschiedener, für eine Problembearbeitung relevanter Fachbereiche. Für jedes interdisziplinäre Zusammenarbeiten ist ein gewisses transdisziplinäres Wissen aller Beteiligten notwendig. Transdisziplinarität heißt, die Grenzen der eigenen Disziplin hin zu anderen Fachbereichen zu überschreiten. Das ist unerläßlich, um zu wissen, welche Bereiche bei der konkret zu lösenden Problemstellung einzubeziehen sind, und um nicht in die ›Turm-zu-Babel‹-Situation zu geraten und vor lauter Sprachverwirrung die gemeinsam zu lösende Aufgabe aus dem Blickfeld zu verlieren.

Die Notwendigkeit einer solchen Zusammenarbeit wird von niemandem bestritten. Die Fragestellungen unserer Zeit sind zu komplex, als daß der Blickwinkel einer Disziplin für weitreichende Lösungsvorschläge genügen würde.

Der deutsche Philosoph und Wissenschaftstheoretiker Klaus Mainzer formuliert, weshalb Interdisziplinarität nicht nur ein Hobby einiger freundlicher Wissenschaftler sein kann: »*Wir sollten daher die Evolution natürlicher Ökosysteme und ihre Fähigkeiten zur Selbstorganisation studieren, um daraus gegebenenfalls zu lernen. Dieses Wissen ist Voraussetzung für die Entwicklung umweltfreundlicher Technologien. Ziel ist die Schaffung eines industriell-ökonomischen Ökosystems, das im Gleichgewicht mit den natürlichen Ökosystemen dieser Erde und marktwirtschaftlich effizient ist. Dieses Ziel setzt mehr Forschung und Wissen in Technik-, Natur-, Wirtschafts- und Geisteswissenschaft voraus. Im Unterschied zur biologischen Evolution stellt sich aber ein humanes Ökosystem der Industriegesellschaft nicht von selbst ein. Wir müssen es wollen und durch geeignete Maßnahmen fördern. Erst dann zeichnet sich ein menschenwürdiges Leben dieser und späterer Generationen ab. In seiner Sicherung und Erhaltung unserer Lebenswelt münden also letztlich alle Bemühungen um Inter- und Transdisziplinarität.*«[60]

Der Begriff der »Lebenswelt« wurde vom deutschen Philosophen Edmund Husserl (1859–1938) geprägt. Husserl hielt die Unterscheidung in subjektive und objektive Welt für einen Mythos, eine objektive Welt reiner Geometrie sei ein idealtypischer Grenzfall: »*Wenn die Wissenschaften aber Sinnhaftigkeit und Lebensbedeutsamkeit behalten wollten, dann müßten sie ihr Fundament in den subjektiven Konstitutionsleistungen suchen, also in Wahrnehmung von Gefühl, Geschmack und Gedanken.*«[61] Handlungen sollen nicht mehr allein von außen kausalanalytisch erklärt werden, im Sinne der Hermeneutik solle vielmehr Verständnis für die inneren Motive der Akteure, die hinter bestimmten Handlungen stehen, entwickelt werden.[62]

Aus seiner Erfahrung mit interdisziplinärer Zusammenarbeit folgert der Schweizer Chemiker Heinz Gschwend, daß dafür zusätzliche Anforderungen an die Persönlichkeit des einzelnen gestellt werden müssen: »*Es werden Forscher sein, die das Verständnis und die Fähigkeit mitbringen, ihren Partnern aus Schwesternwissenschaften nicht nur aktiv zuzuhören. Es werden Forscher sein, die befähigt sind, Zusammenhänge zu sehen, für übergeordnete Probleme Lösungsvorschläge zu erarbeiten und, nicht zuletzt, ihr Denken und Wissen in einem ihnen nicht total vertrauten Spezialistengebiet produktiv im eigentlichen Sinne von Synthese einzubringen.*«[63]

Ist gemäß Definition Interdisziplinarität das Zusammenwirken verschiedener Fachbereiche, so gehören neben dem ärztlich-pflegerischen Bereich und der Ökonomie alle Disziplinen, die sich in irgendeiner Form der Aufgabenbewältigung in einem Krankenhaus beteiligen, dazu: also auch Psychotherapie, Theologie, Philosophie, Medizinethik und Kunst.

Grundkenntnisse der Interdisziplinarität

Eine wesentliche Grundlage der interdisziplinären Arbeit ist das Wissen um die unterschiedlichen Sichtweisen und deren Anerkennung sowie das Wissen um die sich voneinander unterscheidenden Bedeutungen eines Begriffs für die einzelnen Mitglieder eines Teams. Erhalten zum Beispiel hundert Menschen je ein Blatt Papier, einen Farbstift und die Aufgabe, einen Baum zu zeichnen, so werden hundert unterschiedliche Bilder entstehen, mit völlig anderen Formen, Größen und Raumaufteilungen. Entgegen der Theorie der ›objektiven‹ Wissenschaften ist heute erwiesen, daß jeder seinen spezifischen Standpunkt, seine politische Meinung, seine religiöse Erfahrung, seine persönlichen Vorlieben, seine eigenen Berufsinteressen in eine ihm gestellte Sachfrage einbringt.

Folgendes Beispiel mag für den Einfluß des jeweiligen Lebenskontextes zusätzlich erhellend sein:

Auf dem Tisch sieht sie die Pfeife liegen, und sie lacht.

Auf dem Tisch sieht sie die Pfeife liegen, und sie schmunzelt leise vor sich hin.

Auf dem Tisch sieht sie die Pfeife liegen, und sie weint.

Auf dem Tisch sieht sie die Pfeife liegen, und sie wütet.

Der subjektive Interpretationsspielraum für diesen objektiv gleichen Tatbestand zeigt sich in vier unterschiedlichen Situationen:

Auf dem Tisch sieht sie die Pfeife liegen, und sie lacht. Auch heute wird es bald wieder an der Haustüre klingeln. Auch heute wird er sie holen. Auch heute wird er gehetzt und zu spät zur Arbeit gehen.

Auf dem Tisch sieht sie die Pfeife liegen, und sie schmunzelt leise vor sich hin. So wird er also heute abend wiederkommen. Ob er es einmal noch schafft, zu läuten und zu sagen, »ich möchte dich lieben«, ohne die Verpackung des »ich habe die Pfeife vergessen«?

Auf dem Tisch sieht sie die Pfeife liegen, und sie weint. Eine Woche ist es her. Nie wieder wird er sie rauchen.

Auf dem Tisch sieht sie die Pfeife liegen, und sie wütet. Schon wieder hat er die Abmachung gebrochen, das Stinkstück nicht in der Wohnung zu benützen.

Der Lebenskontext, die »Lebenswelt« prägen unser Verhalten, Denken und Interpretationen im privaten wie im beruflichen Bereich. Im interdisziplinären Team sind somit alle neben dem Inhalt des zu bearbeitenden Sachthemas anwesend mit ihrer persönlichen Geschichte, ihrem Rollenverständnis im eigenen Beruf, den Beziehungen innerhalb des Teams.

Wer nicht entwirft, erklärt sich bereit, zum Entworfenen
zu werden.

Die interdisziplinäre Zusammenarbeit wird vorwiegend von sogenannten ›Entwerfern‹ gestaltet und initiiert. Entwerfen beinhaltet ständiges Ausprobieren, auf der Suche sein, fortwährendes Vorschlagen von Neuem. *»Immer wieder kommen Schüler in meiner Lehrwerkstatt zu mir, um mich um Rat zu fragen. Der erste Rat, den ich ihnen gebe, lautet: Entwerfen ist kein Beruf, Entwerfen ist eine Existenzweise, eine Art, sich mit dem Leben in Beziehung zu setzen, eine Wahl, sich in bestimmter Weise zu verhalten. Der tiefste Sinn des Entwerfens liegt nicht darin, ein Haus zu bauen, sondern an sich selbst zu bauen. Und ich sage diesen Schülern auch, daß sie den Entwurf der eigenen Existenz zur wichtigsten Aufgabe ihres Lebens zu machen haben. Dieser Aufgabe haben sie sich kontinuierlich und bedingungslos zu widmen, nicht nur zu bestimmten Zeiten und Gelegenheiten.«* [64]

In Anlehnung an diese Worte Fronzonis kann Interdisziplinarität also nicht allein eine Arbeitsweise sein, es ist eine Lebensweise, eine Haltung im Umgang mit sich selbst, mit den anderen und mit der Welt, die uns auch herausfordert, Stellung zu beziehen. Wie Künstler, Philosophen, Theologen, Psychotherapeuten gleichermaßen wissen, gehört zu jeder Art von Beziehungsarbeit die Arbeit an sich selber. Selbsteinsicht, Selbstfindung, Selbstgestaltung in offener, klarer, ehrlicher Art muß für alle Menschen und im besonderen für alle im Gesundheitswesen Tätigen selbstverständlich sein oder werden. Damit ist nicht egozentrische Wehleidigkeitsförderung gemeint, sondern eine Zeit der Zuwendung zum eigenen Sein, der differenzierten Wahrnehmung seines Befindens, seiner Gefühle und ein kritisches Denken sich selber gegenüber. Es geht darum, eine Empfindungsfähigkeit zu entwickeln und zu fördern, die die Qualität des Umgangs mit den anderen und der Welt prägt. Erich Fromm empfiehlt die tägliche Selbstanalyse – Entspannung, Wahrnehmung, Traumarbeit –: »*Ich muß ich selbst sein, um den andern zu sehen. Wie könnte ich seine Angst, seine Traurigkeit, seine Hoffnung, seine Liebe verstehen, wenn ich nicht selber Angst, Traurigkeit, Einsamkeit, Hoffnung und Liebe fühlen würde.*« [65]

Je mehr ›Sein‹, desto weniger ›Haben‹, desto weniger ›Destruktion‹, diese lebensbejahende Haltung Erich Fromms ist eine erstrebenswerte Grundlage für ein interdisziplinäres Team. Die Ablenkung vom Wesentlichen, verursacht durch aktive oder subversiv gelebte Macht, durch Geltungshunger und Anerkennungssucht, ist der Tod produktiver Zusammenarbeit. Läßt ein Team solche Ablenkungen zu lange zu, indem es allein bei den Sachfragen bleibt und Atmosphärisches nicht bespricht, zerfällt das ›Zusammen‹, ertönt Solo- statt Zusammenspiel.

Im interdisziplinären Team werden die Grundannahmen jeder Disziplin hinterfragt, wodurch eine wertvolle, gegenseitige Supervision stattfinden kann. Offen bleibt, ob eine solche interdisziplinäre Qualitätskontrolle als Chance gesehen wird. Gesprächskompetenz und Konfliktfähigkeit müssen geübt, an der Kunst des Kritisierens und des Kritisiertwerdens muß gearbeitet werden. Hans-Georg Gadamer meint dazu: »*Man wird es in allen Bereichen praktischer Regelanwendung finden, und es gehört wohl zu aller Praxis, daß, je mehr einer sein Können beherrscht, er desto mehr Freiheit gegenüber diesem Können besitzt. Wer seine Kunst beherrscht, braucht weder sich noch anderen seine Überlegenheit zu beweisen. Das ist eine alte platonische*

Weisheit, daß wahres Können gerade auch die Abstand-
nahme von ihm ermöglicht, sodaß der Meisterläufer auch
am besten langsam laufen kann.«[66]

Interdisziplinärer Alltag im Krankenhaus

Im Zentrum der gemeinsamen Aufgabe eines interdisziplinären Teams steht der einzelne Patient. Die Gruppe wird
im wesentlichen denn auch ›durch ihn‹ zusammengestellt:
Je nach Anlaß seiner Einweisung führt der Weg in die Innere Medizin, die Chirurgie oder die Gynäkologie/Ge-
burtshilfe. Je nach Befinden und Umgang mit seinem
Kranksein wird das ›übliche‹ Team, bestehend aus Arzt
und Pflegenden, erweitert. Steht nach einem Unfall zunächst die chirurgische und pflegerische Aufgabe im
Vordergrund, kann in den darauffolgenden Tagen die Verarbeitung und Integration des Geschehens in der Psychotherapie an Bedeutung zunehmen. Dabei ist es wichtig,
daß sowohl die beteiligten Personen wie auch die einzelnen Disziplinen ihren Anspruch auf den Patienten – »dieser gehört mir« – fallenlassen und einen Schwerpunkt-
wechsel auch nicht als Treuebruch erleben.

Die bei Pflege und Ärzten historisch verankerte Gewohnheit zur hierarchisch-vertikalen Organisation muß
einer sich ergänzenden, horizontal ausgerichteten Arbeitsweise weichen, das interdisziplinäre Team über das
Disziplinäre Vorrang haben. Da die Fürsorge für den Patienten die Kernaufgabe bildet, leiten sich alle Behand-
lungs- und Zuständigkeitsfragen davon ab.

Selbstsorge als Voraussetzung für Fürsorge

Um dem Patienten mit der notwendigen Offenheit begegnen zu können, braucht es neben einer ständigen diszipli-

nären Fort- und Weiterbildung auch die kollektive Sorge um das Selbst jedes einzelnen am Krankenhaus tätigen Menschen. Wir sprechen dabei vom Modell »gegen innen«. Diese gemeinsame Selbstsorge unterscheidet sich von der persönlichen, berufsbezogenen, indem sie alle Mitarbeiter einschließt. Zusätzliche Bereiche, wie wir sie eingeführt und im folgenden beschreiben, können dazu beitragen, individuelle Ansätze zu ermöglichen.

Kunst

Seit Jahren finden im Krankenhaus Wechselausstellungen von zumeist regionalen Künstlern statt, die ihre Werke jeweils für ein halbes Jahr zur Verfügung stellen. So wird ein vielfältiges künstlerisches Schaffen in den Alltag integriert, das Mitarbeitern, Patienten und Besuchern Anregungen auch zur Entwicklung eigener Kreativität bietet. Die Dauer der Ausstellung läßt Zeit, ein Werk wirken zu lassen, läßt uns sechs Monate die Möglichkeit, zu Mitwirkenden zu werden. Zudem bereichern regelmäßige Konzerte im Hause die Verfeinerung unserer Sinneswahrnehmung um eine zusätzliche Dimension.

Philosophie

Als dem Chefarzt der Inneren Medizin ein Artikel des Berliner Philosophen Wilhelm Schmid *(Vom Sinn der Schmerzen)* mit der Bemerkung »das könnte zu Affoltern passen« zugesandt wurde, bewirkte dies eine wesentliche Erweiterung der interdisziplinären Arbeit. Dem Zufall, dem uns Zufallenden Bedeutung zu geben, entspricht der offenen Haltung im Krankenhaus. Es entspricht der offenen Haltung eines Philosophen, der sich als Hauptthema der Lebenskunst widmet, daß ihm eine Stunde Vortrag die Reise von Berlin nach Affoltern wert war: Wilhelm Schmid wurde 1997 zunächst zu einer der regelmäßig stattfindenden Ärztefortbildungen mit interdisziplinärer Beteiligung eingeladen. Im persönlichen Kontakt verdeutlichte sich das gemeinsame Interesse an der Lebenswelt: Der Philosoph der Lebenskunst, der philosophieinteressierte Chefarzt und die kunst- und ausdrucksorientierte Psychotherapeutin malten erste Pinselstriche auf das neue Bild der Zusammenarbeit. Die weiteren fügte die Krankenhausleitung einstimmig und ohne Zögern hinzu.

Wenn der Geist des Entwerfens, des ständigen Erneuerns in einem Haus lebt, dann wird auch Unvorhergesehenes leichter akzeptiert. Entsprechend dieser über Jahre aufgebauten Kultur gab es kein Team, das auf die Anfrage zu einer Begegnung mit dem Philosophen nicht spontan positiv reagierte. Der Begegnungsplan, den wir für unseren neuen ›Mitarbeiter‹ gestalteten, bewirkte, daß er schnell integriert war. Seitdem vertiefen wir uns jedes Jahr mit Vorträgen, interdisziplinären Seminaren und disziplinärer Gruppenarbeit in ein anderes Thema: »Lebenskunst und Krankheit« (1998), »Einsicht statt Aufsicht: Selbstbegrenzung als Lebenskunst« (1999), »Von der Kunst des Berührens und des Berührtwerdens« (2000), »Schattenseiten des Lebens« (2001), »Macht und Ohnmacht« (2002), »Sinn und Sinnlosigkeit« (2003), »Vom Umgang mit sich selbst und anderen« (2004), »Liebe und Lieblosigkeit« (2005). Diese gemeinsame Auseinandersetzung wirkt das ganze Jahr. Die Erfahrung des gemeinsamen Nachdenkens und des sich gegenseitig neu Kennenlernens in dem persönlich geführten Diskurs der Seminare trägt dazu bei, auch in jedem Mitarbeiter den Menschen und nicht allein den Berufsrollenträger wahrzunehmen.

Ebenso jährlich trifft sich die interdisziplinäre ›Seelengruppe‹. Der Philosoph, der Theologe und die Psychotherapeuten umkreisen dabei die Frage nach der Seele und dem Geistaspekt des Menschen, nach dem jeweiligen disziplinären Zugang und dem entsprechenden Umgang mit Patienten. Wo liegt das Gemeinsame, wo zeigen sich die Unterschiede? In paralleler Behandlung gemeinsamer Patienten kristallisieren sich die jeweiligen Qualitäten und Grenzen jedes Bereiches heraus, was eine wertvolle Weiterbildung für alle bedeutet.

Medizinethische Urteilsbildung
Ethische Problemstellungen sollen in der Hektik des Alltags nicht untergehen, noch sollen sie an Spezialisten einer Ethikkommission delegiert werden. Deshalb sind zu den medizinethischen Seminaren alle Mitarbeiter eingeladen. Die Ethikerin Dr. Ruth Baumann-Hölzle bildet laufend das theoretische Wissen und Verstehen aus und übt, ethische Dilemmasituationen fundiert im Team zu bearbeiten. Die von ihr entwickelten *Sieben Schritte zur medizinethischen Urteilsbildung* sind ein ausgezeichnetes Beispiel anwendungsorientierter Wissenschaft:

1. *Erfahrung eines Sachverhaltes als sittliches Problem. Worum geht es? Welches ist unser Problem?*
2. *Kontextanalyse. Wie hat sich das Problem entwickelt und wie war sein Verlauf? Wo findet das Problem statt? Wer ist am Problem beteiligt?*
3. *Formulierung des ethischen Dilemmas (Wertanalyse). Was für Werthaltungen der Betroffenen stehen auf dem Spiel? Welche Prinzipien geraten miteinander in Konflikt?*
4. *Entwurf von mindestens drei Verhaltensmöglichkeiten.*
5. *Juristische und ethische Analyse der Verhaltensmöglich-*

keiten. Was für Gesetzgebungen bestehen im Bezug auf die vorgeschlagenen Handlungsmöglichkeiten? Was für Ethikentwürfe stehen hinter den genannten Verhaltens-möglichkeiten?

6. *Konsensfindung und Verhaltensentscheid. Was für ein moralisches Klima wollen wir? Was für einen Entscheid treffen wir in der bestimmten Situation?*

7. *Überprüfung des gefaßten Entscheides.* [67]

Diese strukturierte Form hilft, Fallbesprechungen differenziert durchzuführen, lehrt Konflikte anzusprechen und für alle gewinnbringend zu bearbeiten. Dadurch wird der Mut, Schwierigem nicht auszuweichen, gefördert, was die Kultur eines Betriebes nachhaltig prägt. Nicht nur das Gelungene, das Positive, die Erfolge stehen im Zentrum, sondern auch das Schwierige, die Konflikte, das Versagen, das Anstehen erhalten ihren Platz. Kein Mitarbeiter muß diese Aspekte alleine mit sich ausmachen, sie müssen nicht in Anschuldigungen gegeneinander ausarten, sondern sie erhalten einen Raum, in dem Unterstützung zur Bearbeitung geboten wird. Wichtig ist die fortlaufende Ausbildung, die Möglichkeit, immer wieder zu üben, bis anstehende schwierige Entscheidungen oder auch die nachträgliche Evaluation eines Entscheides aufgrund der gelernten Methode auch unabhängig von der Anwesenheit von Ruth Baumann durchführbar sind.

Körper und Spiel – Festtage

Zur Selbstsorge gehören das jährliche Tennis- und Badmintonturnier mit anschließendem Fest, das Eishockeyspiel, an dem einzige Teilnahmebedingung das Stehenkönnen auf dem Eis ist, sowie die Ski- und Wandertage. Eindrückliches Zeugnis der Verbundenheit sind auch die einzelnen Feiern. So folgt dem besinnlichen Teil des Jahresabschlußfestes und der von den Frauen der Zentrale Jahr für Jahr phantasievoll geführten Hexenbar das Tanzen – Titel und Rollen weglassend. Sage mir, wie einzelne Disziplinen zusammen Feste feiern, und ich sage dir, ob ihre Interdisziplinarität lebt, ob sie den Sprung in eine wesentliche neue Qualitätsebene vollzogen haben, ob das Miteinander Gestalt hat oder fremdes Nebeneinander vorherrscht.

Zusammenfassung

Zur Prüfung der eigenen interdisziplinären Stärke mag folgende Liste von Aussagen dienen. Interdisziplinäre Zusammenarbeit ...

... sensibilisiert für verschiedene Perspektiven;

... bietet die Chance zur Revidierung des eigenen Blickwinkels;

... fördert das Verständnis und den Respekt für andere Disziplinen;

... verringert Ignoranz oder Arroganz anderen gegenüber;

... bewirkt die erfreuliche Erweiterung der eigenen Sichtweise;

... setzt für den Dialog die Haltung »der andere könnte recht haben« voraus;

... bringt die Erfahrung, daß die Summe mehr ist als ihre Teile;

... trägt zur Persönlichkeitsbildung des einzelnen bei;

... ist geprägt von Beziehungs- und sachbezogenen Inhaltsaspekten;

... übernimmt komplexen Fragestellungen gegenüber Verantwortung;

... zeigt, daß Interdisziplinarität und Kreativität zwei Seiten derselben Medaille sind;

... reiht nicht Wissen an Wissen, sondern entwirft neue Modelle und Problemlösungen;

... fördert Problemlösung auf egalitärer, demokratischer Basis;

... setzt Konfliktbereitschaft voraus;

... hilft, kritisieren und kritisiert werden zu üben;

... fördert die kommunikative Fähigkeit und Gesprächsbereitschaft;

... hilft die ganze berufliche Kompetenz zu erfahren, die sich aus der Definition von Wissen und Nichtwissen ergibt.

Stimmt man diesen Sätzen in einem ersten Durchgang mehrheitlich zu, so bliebe in einem zweiten genauer zu untersuchen, wieviel davon im Berufsalltag tatsächlich verwirklicht ist.

3.
Die gelebte Vision –
Das unspektakulär Spektakuläre

3.1. Vorbemerkungen zum Modell

Das traditionelle Denken der Medizin, das immer nach Schaden, nach Schädlichem und Schädigendem Ausschau hält, um dann ›den Kampf aufzunehmen‹, sitzt tief in unserem Verständnis. Selbst wenn in aufgeschlossenen Kreisen die Rolle der seelisch-geistigen Aspekte akzeptiert ist, so werden auch diese sogleich in dasselbe Muster gedrängt und auf Fragen reduziert wie »Welche Auswirkungen haben Streß, Überarbeitung, seelisch-geistige Entwurzelung, Entfremdung usw.«, so daß der Therapie wiederum nur ein Bekämpfungs- und Eliminierungsauftrag zugeordnet wird.

Integrierte Modelle hingegen können zusätzlich dazu Gesundwerdung und Gesundsein unterstützen. Sie können nach Bedingungen suchen, die Heilung fördern. Sie können seelisch-geistige Voraussetzungen mit einbeziehen, die die Selbstheilungsfunktionen stimulieren. Selbstheilung wird in dem Maße unterschätzt, wie die naturwissenschaftlichen Leistungen überschätzt werden, da diese ohne Selbstheilungskräfte erfolglos wären. Es macht deshalb sehr wohl Sinn, Selbstheilung vermehrt ins Zentrum des Therapieinteresses und der Forschung zu stellen, wie dies der amerikanische Physiker Fritjof Capra bereits in den achtziger Jahren forderte: »*Trotz der umfassenden Literatur über die Rolle der psychischen Einflüsse auf die Entwicklung von Erkrankungen hat man bisher kaum erforscht, ob und wie diese Einflüsse verändert werden können. Ausgangspunkt dafür sollte der Gedanke sein, daß psychische Verhaltensweisen und Vorgänge nicht nur beim Erkranken eine bedeutsame Rolle spielen, sondern auch beim Gesund-*

werden. Eine psychosomatisch verursachte Erkrankung ent-
hält auch die Möglichkeit psychosomatischer Selbstheilung.
Dieser Gedanke erhielt starke Unterstützung durch die noch
junge Entdeckung des Phänomens des Bio-Feedback, die ge-
zeigt hat, daß ein weiter Bereich physischer Vorgänge durch
psychische Aktivitäten des Betroffenen beeinflußt werden
kann.« [68] Bemerkenswert ist, daß Capra ganz allgemein
von einer psychosomatischen Medizin und nicht von einzelnen psychosomatischen Krankheiten ausgeht: *»... For-*
scher und Kliniker werden sich heute mehr und mehr des-
sen bewußt, daß praktisch alle Störungen psychosomatisch
sind. ... Der Ausdruck ›psychosomatische Störung‹ ist also in-
zwischen überholt, doch ist es sinnvoll, von psychosoma-
tischer Medizin zu sprechen.« [69]

Der Fokuswechsel vom Krankmachenden zum Gesundmachenden ist von außen nicht ohne weiteres ein-
sichtig, denn der Unterschied mag im Alltag weniger dra-
matisch ausfallen als vermutet. Die Dramatik spielt sich
im einzelnen Menschen und seiner Geschichte ab, wird
möglicherweise nur im Therapieraum sichtbar, bestimmt
aber dennoch den Verlauf und die Wahl des Weges entscheidend mit.

Die andere Haltung, die andere Perspektive sind zuallererst einmal ein Angebot, eine Möglichkeit. Das heißt, daß
viele Menschen dieses Angebot nicht annehmen werden
und auch nicht annehmen müssen. In diesen Situationen
spielt sich Medizin im Modell Affoltern genauso ab, wie in
irgendeinem anderen Krankenhaus.

3.2. Das Modell Affoltern

Der Beginn
Das Bezirksspital Affoltern hat im Beschreiten neuer Wege eine lange Tradition. So wurden unter Dr. Peider Mohr, Chefarzt Medizin von 1972 bis 1988, eine vielbeachtete Geriatrie aufgebaut, eine Tagesklinik für alte Menschen – die erste auf dem Land in der Schweiz – eröffnet sowie einige Vernetzungskonzepte mit anderen Gesundheitsdiensten der Region realisiert. Dies zu einer Zeit, als Vernetzung noch ein Fremdwort war. Mohr begann auch, Hausarztvertretungen durch Assistenten zu organisieren, die in ausgebauter Form noch heute funktionieren. Die Wichtigkeit der Assistentenausbildung in Hausarztpraxen war damals noch auf Jahre hinaus kein allgemeines Thema. Zudem stellte er eine psychosomatische Konsiliarärztin an, die zeitweilig in seinen Praxisräumlichkeiten arbeitete, allerdings mit einem konventionellen psychosomatischen Ansatz.

All dies machte Affoltern zu einem zwar kleinen, aber innovativen und dynamischen Krankenhaus, das den idealen Nährboden für weitere Neuerungen und mutige Schritte bot. Neben Ideen, dem Umsetzungswillen und der Ausdauer gegenüber allfälligen Widerständen oder unerwarteten Problemen braucht es aber für Neuerungen und unerprobte Schritte immer auch die Großzügigkeit und das Vertrauen der anderen Leistungsträger, der Chefarztkollegen, der Pflegedienstleitung, der Verwaltung und schließlich auch der Behörden. Die meisten Innovationen scheitern bereits an der fehlenden internen Unterstützung, da das bereitwillige Geschehenlassen neuer Wege leider nicht die Regel ist.

Als Mohr im Januar 1988 früh und unerwartet starb, wurde mir nach einem sechsmonatigen Wahlverfahren die Verantwortung der medizinischen Abteilung übertragen. Seit je hatte mich die Eingrenzung des naturwissenschaftlich-medizinischen Menschenbildes beschäftigt. Einen ersten Eindruck, wie ihm zu entrinnen wäre, erlebte ich als junger Assistent in der Medizinischen Klinik des Universitätsspitals Zürich. Dort wurde onkologischen Patienten eine Maltherapeutin zur Seite gestellt. Ich war beeindruckt, wie häufig diese Arbeit für die Patienten die medizinischen Befunde nahezu vollständig in den Hintergrund treten ließ.

Das sich entwickelnde Gebiet der Psychoonkologie faszinierte mich und schien mir wie ein Ausweg aus der Einseitigkeit der reinen Naturwissenschaft zu sein. Plötzlich stand der kranke Mensch mit seiner Subjektivität wieder im Zentrum des Interesses; seine Interpretationen von Krankheit, seine Versuche, Heilung zu erreichen, und seine Sinnfindung wurden vom Behandlungsteam ebenso ernst genommen wie die sogenannt objektiv gemessenen Daten.

Mein Weg führte mich allerdings über verschiedenen, Stationen vorerst nach Afrika, nach Tansania. Zusammen mit Annina Hess-Cabalzar, der Koautorin dieses Buches, erlebte ich dieses Land und seine Menschen aus nächster Nähe. Wir begriffen, wie einseitig und ethnozentrisch unser Welt- und Menschenbild war. Die tiefste Erkenntnis aber war, daß es zwar unzählige Möglichkeiten gibt, Leben zu verstehen und zu leben, daß diese aber nicht ohne weiteres übertragbar sind. Geblieben ist aber die Erfahrung, daß es auch anders geht, und das darin begründete Vertrauen, daß Änderungen möglich, zu bestimmten Zeitpunkten sogar zwingend sind.

Die eingehende Beschäftigung mit Psychologie und Philosophie festigte zunehmend die Überzeugung, daß in der Medizin ein neues Menschenverständnis dringender denn je vonnöten wäre. Dieses Menschenbild müßte wieder von einem ganzheitlichen, integralen Menschen mit seiner untrennbaren Körper/Seele/Geist-Struktur ausgehen und würde dadurch nicht nur unserer Erfahrungswelt gerechter, sondern auch die vielseitigen Wissenserrungenschaften des 20. Jahrhunderts integrativ und nicht kontradiktorisch anwendbar machen.

Ein ganzheitliches Menschenbild forderte konsequenterweise eine ganzheitlichere Betreuung *aller* denkbaren Krankheitszustände. Die Idee einer geisteswissenschaftlichen Ergänzung in Form der Psychotherapie, die ich als so befreiend in der Psychoonkologie erlebt hatte, mußte erweitert werden. Erkenntnistheoretisch gab es keinen Grund, einen solchen Ansatz auf die Onkologie einzugrenzen. Als erster und wichtigster Schritt dazu schien mir die psychotherapeutische Arbeit, insbesondere in ihrer auf dem kunstanalogen Verständnis aufgebauten Ausrichtung, genau das richtige. Im Gegensatz zur klassischen Psychoanalyse, deren Basis unmißverständlich und explizit in einem Menschenbild wurzelt, das nur auf die formale Klärung aller seelischen Abläufe wartet und sich in komplexen theoretischen Konstrukten ein akzeptables Wissenschaftsbild der Jahrhundertwende erarbeitet, ist die kunst- und ausdrucksorientierte Psychotherapie phänomenologisch-hermeneutisch orientiert und frei von Berührungsängsten gegenüber dem Spirituellen.

Als sich 1989 auf ein Inserat für eine Ergotherapiestelle in der geriatrischen Tagesklinik eine kunst- und ausdrucksorientierte Psychotherapeutin meldete, war ich überzeugt, daß der Zeitpunkt für einen gewagten Sprung gekommen sei. Allerdings stellte sich die Frage, wie eine solche Stelle an einem öffentlichen Bezirkskrankenhaus eingerichtet werden konnte. Einerseits mußten die Leitungsmitglieder von einer solchen Erweiterung überzeugt, andererseits vor allem die Gesundheitsdirektion, die zu diesem Zeitpunkt alle Stellen bis ins Detail beurteilte und bewilligte oder eben ablehnte, für diese Ergänzung gewonnen werden. Die lokalen Behörden schienen eher geneigt zu sein, unübliche Schritte zu akzeptieren, sofern sie vom Kanton subventioniert würden. Erstens bräuchten die Gemeinden weniger Mittel aufzuwenden, und zweitens hatten sie durch frühere Erfahrungen gelernt, daß ungewohnte Wege nicht selten zur Stärkung ihres Krankenhauses führten.

Genau in dieser Zeit fand ein Treffen der internistischen Chefärzte von Zürich statt, an dem der damalige Gesundheitsdirektor Dr. Peter Wiederkehr in gewohnt markiger Art uns mit der Aussage provozierte: »Wenn bis zu achtzig Prozent aller Patienten zu alternativ-medizinischen Angeboten zumindest teilweise abwandern, dann macht ihr etwas falsch! Laßt euch etwas einfallen!« Das ließ ich mir nicht zweimal sagen und schrieb ihm noch in derselben Nacht einen Antrag, in dem ich mich auf seine Rede bezog und um die Bewilligung dieser Psychotherapiestelle bat. Von Beginn an sollte der Wirkungskreis das ganze Krankenhaus und nicht nur die Innere Medizin betreffen. Die Bewilligung ließ tatsächlich nicht lange auf sich warten, allerdings vorerst nur als eine auf zwei Jahre befristete Fünfzigprozentstelle. Aber das Eis war gebrochen, und die Arbeit konnte beginnen.

Die Entfaltung

Waren mit der Stellenbewilligung und mit deren Besetzung die Voraussetzungen zur Entfaltung formal gegeben, so begann danach der lange Weg der Umsetzung. Auf der einen Seite ließ die konkrete Arbeit mit Patienten Veränderungen der Verläufe und deren Gewichtung sicht- und spürbar werden, auf der anderen Seite brauchte es unzählige Besprechungen, Erklärungen und Fortbildungskurse, um den qualitativen Sprung verstehbar zu vermitteln. Es ging ja nicht einfach um die Einführung von Psychotherapie, weil das für viele Menschen, die in eine Orientierungskrise gefallen sind, eine sinnvolle Art der Auseinandersetzung ist. Es war die Erweiterung des Menschen- und damit des Krankheitsverständnisses, das zur Diskussion gestellt wurde und integriert werden mußte.

Langsam, aber kontinuierlich veränderte sich die Haltung gegenüber den Patienten. Ihre Krankheitserfahrung und unsere Perzeption eben dieser Krankheit näherten sich an. Die Beobachtungen und Gespräche der Pflege standen plötzlich weit mehr im Zentrum, und der Hinweis für den Beginn einer ausdruckstherapeutischen Begleitung kam – und kommt – oft aus dem Pflegeteam. Die schulmedizinischen Daten konnten in einen lebensgeschichtlichen Kontext eingeordnet, anstehende Entscheide entsprechend individueller gefällt werden. Die Autonomie der Patienten nahm zu, weil sie spürten, daß ihre Selbstkompetenz bezüglich der Krankheit zentral wurde und sie nicht gleichsam teilnahmslos auf die Entscheide des Behandlungsteams zu warten hatten. Mit anderen Worten: Im Mittelpunkt stand ein kranker Mensch und nicht mehr eine medizinische Diagnose.

Gleichzeitig war es von entscheidender Bedeutung, daß

das rein schulmedizinische Handwerk und Wissen auf höchstem Niveau blieb und daß nicht der verständnisvolle Umgang mit den Patienten zum Ersatz für Nichtgewußtes wurde. Dieser Spagat war vielleicht das schwierigste, da einem das allgemeinmedizinische Wissen allein schon weit über den Kopf wachsen kann, so daß kaum mehr Energie bleibt, etwas Neues zu denken, geschweige denn umzusetzen und zu entfalten. Ein weiteres Problem bildeten die strukturbedingten Personalfluktuationen, so daß die Informationsarbeit kein Ende zu nehmen schien.

Trotz all dieser Schwierigkeiten wuchsen die Bedeutung, der Stellenwert und das Verständnis für das Neue stetig. Das besondere Angebot wurde zum eigentlichen Identifikationspunkt in einer Zeit, in der sich alle Krankenhäuser mehr und mehr glichen, weil sie wegen der immer größeren Anforderungen kaum mehr Zeit und Spielraum für Individuelles bieten konnten.

Ein entscheidender Schritt war schließlich, daß sich die Leitung des Krankenhauses 1991 entschloß, ein Leitbild zu erarbeiten, das das Menschenbild, unser Verständnis von Krankheit und Gesundheit, von Leben und Tod und unsere Aufgabe in knapper, aber klarer Form festschrieb. Um vorzubeugen, daß Grundsatzdiskussionen die Weiterentwicklung des Konzepts immer wieder verzögerten, sollte sich jeder Mitarbeiter in groben Zügen mit diesem Leitbild identifizieren. Dies hieß und heißt selbstverständlich nicht, daß eine aktive Gedankenarbeit damit unerwünscht wäre.

Inzwischen ist die Psychotherapiestelle, weiterhin als kunst- und ausdrucksorientierte Psychotherapie ausgeübt, auf rund zweihundertfünfzig Stellenprozente angewachsen: Unter der Leitung von Annina Hess-Cabalzar

teilen sich drei Frauen und ein Mann die Arbeit. Alle Teil-
zeitangestellten sind an mindestens vier Wochentagen anwesend, an Wochenenden und Feiertagen für ›ihre‹ Patienten telefonisch erreichbar und auch bereit, Notsitzungen
anzubieten. Die Kosten laufen über das ordentliche Bud-
get, wobei sich das Angebot über verrechenbare Leistungen bei Zusatzversicherten und ambulanter Nachbetreuung zu rund fünfzig Prozent selbst finanziert.

Das Modell Affoltern ist jedoch mehr als nur die Ergänzung schulmedizinischer Arbeit durch eine spezielle Form
der Psychotherapie im Rahmen eines ganzheitlicheren
Krankheitsverständnisses und eines integralen Menschenbildes. Es beinhaltet auch die Fortführung der Vernetzung,
wie sie schon unter Peider Mohr begonnen wurde.

Eine vernetzte Wahrnehmung des Lebenskontextes des
Patienten und der Aspekte Körper/Seele und Geist, eine
Vernetzung nach innen also, muß zwangsläufig mit einer
optimalen Vernetzung nach außen, zu Hausärzten, Spezialisten, anderen Krankenhäusern, aber auch zu Psychotherapeuten, komplementär-medizinisch Tätigen, Seel-
sorgern, Familien und Arbeitgebern ergänzt werden.
Außerdem müssen möglichst enge Beziehungen zwischen
Mitarbeitern und Bereichen wie Sozialdienst, Jugendse-
kretariat, Vormundschaftsbehörden usw. bestehen. Die
›Mauern‹ des Hauses sollen durchlässig sein. Alle haben
das gleiche Ziel: die Unterstützung von Menschen. Dies
passiert letztlich nur aus äußeren Gründen das eine Mal
sinnvollerweise im Krankenhaus, das andere Mal ambulant, und kann im Laufe einer Patientengeschichte auch
mehrfach wechseln.

Das Modell Affoltern orientiert sich ausdrücklich an den

existentiellen Gegebenheiten des Menschseins. Seine Orientierung ist also primär eine durch und durch menschliche und keine ausschließlich patientenzentrierte. Alle können Patienten sein, und im dargestellten Verständnis von Kranksein und Gesundsein sind die Trennung und Isolierung des gesunden Helfers gegenüber dem kranken Hilfesuchenden nicht mehr gegeben und auch nicht sinnvoll.

Patienten begleiten und therapieren heißt immer auch sich mit sich selbst auseinandersetzen. Mit ein Grund, weshalb seit 1998 sogenannte Philosophiewochen im Krankenhaus stattfinden. Waren diese in den ersten zwei Jahren ausschließlich für das Personal und ausgewählte Patienten bestimmt, wurden sie danach – im Sinne der Vernetzung – zumindest teilweise Hausärzten, Spitexangehörigen, Psychotherapeuten und Physiotherapeuten in freier Praxis sowie für Gemeindepfarrer beider Konfessionen geöffnet. Nicht zuletzt auch, weil der Einbezug der Geisteswissenschaft unabdingbar ist, um aus der Sackgasse der heutigen Probleme im Gesundheitswesen herauszufinden.

Diese Auseinandersetzung, die für uns alle – Patienten und Betreuer – von höchster Relevanz ist, findet in den Philosophiewochen so intensiv statt, daß sie weit über die eigentliche Begegnung andauert.

Ein vorläufig letzter Schritt in der Entfaltung des Modells Affoltern ist der Einbezug medizinethischer Überlegungen. Im Unterschied zu anderen Modellen ist dafür kein eigens bestimmter Personenkreis zuständig, sondern eine für alle Mitarbeiter offene Gruppe. Dahinter steht die Idee, eine gemeinsame Sprache und Denkkultur heranzubilden, damit diejenigen, die aktiv in der Behandlung ein-

gebunden sind und somit auch den emotionalen Hintergrund mitbringen, die Thematik in entsprechenden Situationen diskursartig angehen können. Experten sind immer wir alle, vorausgesetzt, wir lassen uns berühren und
erarbeiten uns das nötige Rüstzeug, um mit den zur Debatte stehenden Fragen umzugehen.

3.3. Das Leitbild

In einer Welt zunehmend komplexerer Organisation, in der vernünftigerweise nur noch mit interdisziplinärem Ansatz gearbeitet wird, braucht es wegen der Vielfalt akzeptierter Möglichkeiten eine Art Richtschnur, die allen ein verbindlicher Orientierungspunkt ist. Dazu muß sowohl nach innen – für Mitarbeiterinnen und Mitarbeiter – wie nach außen eine klare Position formuliert werden. Je ausgeprägter die definierten Schwerpunkte oder Grundverständnisse von den kollektiven Selbstverständlichkeiten abweichen, um so dringlicher ist die konkrete Ausformulierung solcher Leitgedanken.

Für uns galt es, folgende Besonderheit zu berücksichtigen: In einem Krankenhaus mit definiertem Grundversorgungsauftrag stellen sich andere Fragen und Aufgaben als in einem freien Marktangebot, das nur seine Marktposition ohne Rücksicht auf eine allgemeine Versorgungsaufgabe zu behaupten hat. Dies zu beachten ist darum ausgesprochen wichtig, weil auch im Gesundheitswesen immer mehr vom Markt eine regulative Wirkung erwartet wird: kostendämpfend und gleichzeitig patientengerecht. Die Entwicklungen bei uns und in viel größerem Maße in den USA zeigen jedoch eindrücklich, daß der Markt diesen beiden Ansprüchen nur sehr bedingt gerecht werden kann. Gründe dafür seien andeutungsweise angeführt:

– Von seinem Grundkonzept her strebt der Markt nach Mengenausweitung. Wird diese in Frage gestellt bzw. nicht zugelassen, spielt er nicht mehr.

– Der Markt interessiert sich nur für rentable Gebiete, was viele Bereiche wie chronische Erkrankungen,

Altenpflege und nicht zuletzt Sterbebegleitung weitgehend ausschließt.
- Der Markt funktioniert dann kostensenkend, wenn sich die ›Kunden‹ marktkonform verhalten. Dies tun sie aber in aller Regel im Gesundheitswesen nicht, da für den kranken Menschen die übliche Kosten-Nutzen-Analyse keinen Sinn macht. Er ist bereit, alles für seine Genesung einzusetzen, erst recht, wenn es die Solidargemeinschaft zahlt.
- Steigen die Krankenversicherungsprämien der Solidargemeinschaft, führt dies nicht – wie im Markt bei steigenden Preisen üblich – zu weniger Konsum, sondern im Gegenteil zu mehr Konsum, um sozusagen die einbezahlten hohen Prämien zu ›amortisieren‹.
- Die Kombination von Kosten und Leid ist in einer hedonistischen Gesellschaft eine inakzeptable Kränkung, die sie mit mehr Konsum – ihrem Glücksbegriff – beantwortet.
- Der Markt als Organisationsform des Materiellen kann nie einziges Regulativ für Dinge sein, die ihrem Wesen nach das Materielle überschreiten.

Die zwei letzten Aspekte knüpfen nahtlos an die Bestimmung der Grundbegriffe an. Es ist derselbe Reduktionismus, der den Glauben an den Markt und seine regulative Kraft nährt, wie im vorherrschenden Paradigma der Medizin und ihrer Gesundheitsversorgungsstruktur. Neue Ansätze sind insbesondere notwendig, weil dieses materialistische Weltbild weder uns Menschen noch den von uns Menschen erarbeiteten Erkenntnissen in Physik, Kosmologie, Biologie, Psychologie, Philosophie, Theologie, Soziologie und Ökologie gerecht wird.

Es braucht deswegen keinen Rückzug in ein mittelalterliches System religiös vorgeschriebener Dogmen, genausowenig muß aber auch ein Dogma des Marktes akzeptiert werden, das ebenso mittelalterlich anmutende absolutistische Züge in sich trägt. Wir alle sind aufgefordert, den beschrittenen Weg der Aufklärung, im guten Sinne der erkenntnisorientierten Bewältigung dieser Welt, weiterzuverfolgen. Tun wir das, so kommen wir nicht darum herum, überwunden geglaubten Problemkreisen in neuer Form wieder zu begegnen: dem Eingebundensein in ein größeres Ganzes (ökologischer Imperativ), der gegenseitigen Verantwortung in der Gemeinschaft und auf globaler Ebene (sozialer Imperativ) und dem Geistigen (spiritueller Imperativ).

Ein Leitbild – gerade in der Medizin, in der es auch um die Auseinandersetzung mit existentiellen Grenzsituationen geht – muß versuchen, all diesen Anforderungen gerecht zu werden. Unser Leitbild wurde 1991 erarbeitet, 1992 verabschiedet und 1998 erstmals überarbeitet. Es bildet gleichsam den geistigen Rahmen, in dem wir den uns gestellten Leistungsauftrag erfüllen sollen. Dieser Rahmen muß so weit gesteckt sein, daß er den allgemeinen Grundversorgungsauftrag abdeckt und sich nicht damit begnügt, Menschen ganz bestimmter Überzeugungen anzusprechen, wie dies zum Beispiel die anthroposophische Medizin tut. Ebensowenig darf er aber weitere Entwicklungen und Entfaltungen verunmöglichen.

3.4. Die konkrete Arbeit – allgemeine Aspekte

Wie sieht der gelebte Alltag aus? Ist für einen Beobachter, der die Hintergründe nicht kennt, ein Unterschied spürbar? Wie erlebt ihn ein Patient? Wie kann er von Angeboten wie kunst- und ausdrucksorientierter Psychotherapie, von Philosophie, von der Möglichkeit, andere Fragen als nur funktional medizinische anzusprechen, Gebrauch machen? Wie kann er dies andererseits ablehnen, ohne ›verurteilt‹ zu werden? Zur Beantwortung soll eine fiktive Patientensituation dienen. Ein Patient, neu in die Region gezogen, wird von seinem Hausarzt wegen Rückenschmerzen für die darauffolgende Woche angemeldet. Wie in allen Krankenhäusern erhält er die notwendigen Patientenunterlagen, die über die wichtigsten Punkte der Hospitalisation orientieren. Darunter findet sich auch eine kurze Vorstellung der Ausdruckstherapie, in der auf die ergänzende Behandlungsmöglichkeit zur Krankheitsverarbeitung und -bewältigung hingewiesen wird. Vielleicht hat bereits der Hausarzt davon erzählt, den Patienten dazu ermuntert, dieses Angebot zu nutzen. In diesem Falle wird der Arzt im Einweisungszeugnis erwähnen, daß diese Möglichkeit mit ihm besprochen werden soll.

Beim Eintritt wird der Patient keinen Unterschied zu seinem letzten Krankenhausaufenthalt, als er noch in der Großstadt wohnte, bemerken. Höchstens, daß ihm der sehr persönliche Ton des Empfangs auffällt, sowohl an der Zentrale wie bei der für die Bettendisposition verantwortlichen Person, die ihn auf die Abteilung begleitet. Neben den üblichen Informationen, die er dort zum Tagesablauf und anderen Dingen erhält, findet er im Zimmer das *Leit-*

bild und das *Modell Affoltern,* eine mehrfarbige Broschüre, die – ausführlicher als das Leitbild und mit Patientenzeichnungen illustriert – die Grundsätze unserer Arbeit, die Universelle Psychosomatik, die Krisenintervention und die einzelnen Abteilungen vorstellt. Diese Unterlagen hängen in einem Plexiglaskästchen an der Wand, sie werden ihm nicht aufgedrängt.

Die medizinische Aufnahme erfolgt wie andernorts: Anamneseerhebung und anschließende Untersuchung durch einen Assistenzarzt, gefolgt von einer Pflegeanamnese. Bei der Begegnung mit der zuständigen Oberärztin oder einem der Chefärzte findet neben der Untersuchung ein weiteres Gespräch statt, in dem möglicherweise vorsichtig sein Krankheitsverständnis ausgelotet wird. Hat er sich schon gefragt, warum seine Rückenschmerzen stets im ›dümmsten Moment‹ auftreten? Hat er sich auf einen längeren Aufenthalt im Krankenhaus eingestellt, und wenn ja, warum? Was erhofft er sich von dieser ›Auszeit‹? Oder möchte er so rasch als möglich wieder in den Alltag zurück, weil soviel Unerledigtes auf ihn wartet? Ist es für ihn problematisch, im Krankenhaus zu sein? Und sollte er damit Probleme haben, welcher Art sind sie? Sind es Sorgen um die Situation zu Hause, die Arbeitsstelle, oder mußte er seine Ferienpläne ändern? Oder möchte er einfach rasch nach Hause, weil er es, ohne zu wissen, warum, noch nie gut ausgehalten hat im Krankenhaus? Was macht ihm angst? Was hat er sich vorgenommen für die vielen Stunden, in denen nichts läuft und er einfach dasein, vielleicht die meiste Zeit liegend verbringen muß? Was hat er zum Lesen mitgenommen? Was für alternative Ansätze hat er schon versucht, um seine Rückenschmerzen in den Griff zu bekommen? Was haben ihm andere

Menschen schon für Ratschläge gegeben?

Solche scheinbar oberflächliche Fragen führen häufig bereits zu einem Meinungsaustausch über den Sinn des Krankseins, so daß es richtig scheinen kann, das Ausdruckstherapieangebot zu erwähnen. Oder aber es wird klar, daß die Hinterfragung des Erlebten nicht notwendig oder der Zeitpunkt dafür (noch?) nicht gekommen ist, und eine lediglich schulmedizinischen Kriterien entsprechende Therapie wird eingeleitet und durchgeführt.

Während der Hospitalisation kann es nun sehr unterschiedliche Entwicklungen geben. Die Therapie schlägt an, dem Patienten geht es rasch besser, er kann in eine ambulante Behandlung entlassen werden. Ein anderer denkbarer Krankheitsverlauf führt zu schwierigen Nächten mit vielen Schmerzen, die kaum zu bewältigen sind. Die weiteren Abklärungen ergeben, daß der nicht-operative Weg in der konkreten Situation weiterhin der richtige ist. Gespräche mit der Pflege lassen andere Belastungen sichtbar werden. Neben einer Optimierung der Schmerz- und Nachtmedikation weist man den Patienten nun aktiv auf das psychotherapeutische Angebot hin, erklärt ihm das Konzept der Universellen Psychosomatik und versucht ihm verständlich zu machen, daß es keineswegs darum geht, ihn als psychiatrisch krank zu qualifizieren oder gar seine Schmerzen als eingebildet abzutun – Befürchtungen, die bei diesem Angebot mit großer Regelmäßigkeit in Menschen aufkeimen, die sich bisher mit Fragen nach dem Krankheitssinn nicht auseinandergesetzt haben. Ausdruckstherapie kann auch nur probehalber besucht werden.

In einer dritten Situation ist es möglich, daß der Patient während der Physiotherapie von wichtigen Hintergründen zu erzählen anfängt. Die Berührung scheint viele Blockaden zu lösen. Im interdisziplinären Rapport, an dem einmal wöchentlich Pflege- und Arztdienst, Physiotherapie, Ausdruckstherapie, Seelsorge, Ergotherapie und Vertretungen der Tagesheime teilnehmen, werden solche Beobachtungen mitgeteilt. Aus Gründen des Persönlichkeitsschutzes ohne Inhaltsangaben. Der Patient wird danach durch den zuständigen Assistenzarzt ermuntert, das Angebot der Ausdruckstherapie wenigstens versuchsweise in Anspruch zu nehmen. Die Erfahrung zeigt, daß die meisten Patienten, die den Schritt in den Therapieraum wagten, ausgesprochen dankbar dafür sind.

Die vierte Möglichkeit ist die Chefvisite, an der ein Psychotherapeut dabei ist. Die Sorge über den schleppenden Krankheitsverlauf mag dafür Anstoß sein, daß der Therapeut eine Probestunde mit dem Patienten durchführt. Dabei entscheidet sich meist rasch, ob es für ihn sinnvoll erscheint, ob er bereit ist, sich auf den psychotherapeutischen Prozeß einzulassen

In der Chirurgie sind es natürlich andere Hinweise, die zum Einbezug der Ausdruckstherapie führen, zum Beispiel die unerklärliche Häufung von Unfällen, außerordentliche Ängste vor einer Operation, eine nicht heilende Wunde, ein traumatisierender Unfall. Und selbstverständlich ist es auch die Diagnose Krebs, die zur Einsicht in die Notwendigkeit von Selbstreflexion zwingt.

Manchmal genügt es, daß der Patient in der bereits vorhandenen Absicht bestärkt wird, seinen Weg der Selbstbefragung auch im Krankenhaus weiterzugehen.

Die Zeit im Krankenhaus kann allerdings zu kurz sein, um dem Patienten eine Therapie anzubieten. Es bleibt dann die Möglichkeit eines Schlußgesprächs, in welchem das Krankheitsgeschehen in einem größeren Zusammenhang erörtert werden kann.

Oft diktiert die medizinische Dringlichkeit das Vorgehen. Selbstverständlich wird während einer akuten Nierenkolik nicht die Sinnfrage aufgeworfen, bei Verdacht auf akute Appendizitis wird ebenso rasch operiert wie überall, ein Herzinfarkt wird lysiert und nach allen Regeln der Kunst überwacht. Sollten aber nach überstandener Akutsituation Fragen auftauchen – und das tun sie vorwiegend dann, wenn dafür auch Raum geboten wird –, kann ein Nachdenken und Einordnen des Erlebten sinnvoll sein.

Mit solcher Arbeit verhält es sich wie vor Jahrzehnten mit der Hygiene. Als der österreichisch-ungarische Frauenarzt Ignaz Philipp Semmelweis (1818–1865) die Ursache des Kindbettfiebers auf das Tragen der gleichen Kleider in Autopsiesaal und Patientenzimmer zurückführte, wurde er verspottet. Damals hätten bei einer Umfrage alle etablierten Institutionen in solchem Verhalten keinerlei Gefahr noch Handlungsbedarf gesehen. Heute erscheint kaum mehr verständlich, wie diese banalsten Grundsätze der Hygiene nicht erkannt werden konnten. Natürlich wurden viele Wirkungen der *causa efficiens,* der Pathogenese, erst im nachhinein erhärtet. Was zu Semmelweis' Zeiten für die Hygiene galt, gilt heute für die Tatsache, daß ein reduktionistisches Menschenbild ungenügend ist. Das Kranksein ist viel komplexer und hintergründiger, als uns durch das Erfassen lediglich formaler Abläufe vermittelt wird. Behandlung und Begleitung kranker Menschen bedürfen daher ebenso dringlich geisteswissenschaftlicher Betrachtungsweise, wie die Tätigkeit im Operationssaal die Beachtung hygienischer Regeln benötigte.

In den meisten Krankenhäusern existiert die Möglichkeit eines psychiatrischen Konsiliums. Freilich gibt es normalerweise gar keine Diagnose im psychiatrischen Sinne zu stellen, hingegen geht es darum, einen Raum zu schaffen, in welchem grundlegende Lebensfragen im Licht einer existentiellen Erschütterung bearbeitet werden können. Und genau wie auf der körperlichen Ebene ist auch das seelische Gleichgewicht oft nur durch äußere, professionelle Hilfe wieder ins Lot zu bringen. Kranksein ist immer ein den ganzen Menschen ergreifendes Geschehen, das sich in verschiedensten Formen zeigen kann. Es ist die gleiche Wahrheit, die überall zum Vorschein kommt, nur formuliert sie sich in jeder Dimension in der dafür spezifischen Sprache. Welcher Therapieansatz zuerst genutzt werden sollte, ist durch die Dominanz der einen oder anderen Dimension unschwer sichtbar. Weil jeder Zugang auch seine immanenten Grenzen hat, ist es grundsätzlich sinnvoll, gleichzeitig von verschiedenen Seiten, auf verschiedenen Ebenen den Therapieprozeß zu initiieren. Behandlungen sind dann am erfolgversprechendsten, wenn sie parallel geführt werden und sich gegenseitig unterstützen können. Genau das ist bei einem Konsiliardienst ausgesprochen schwierig, selbst wenn der Konsiliararzt noch bereit wäre, von seinem diagnosezentrierten Denken abzusehen.

Die Dimension, die dominiert, ist im übrigen nicht nur vom Patienten und seiner Weise, krank zu sein, abhängig, sondern auch von gesellschaftlich kodierten Normen und unserer Art, Kranksein wahrzunehmen. Die gleiche Störung wird in China oder Afrika ganz anders eingeordnet, und es beweist lediglich unseren Ethnozentrismus, wenn wir diese anderen Perzeptionen als minderwertig disqualifizieren. In funktionaler Hinsicht mögen sie es sein, in der seelisch-geistigen Betrachtung hingegen sind unsere Behandlungsmuster in den Augen der anderen vermutlich ebenso minderwertig. Die Chance der Gegenwart mit ihren globalen Austauschmöglichkeiten besteht darin, daß sie alternative Therapieansätze nicht abwerten muß, sondern diese auf der ihnen adäquaten Ebene einbeziehen kann. Noch nie waren wir fähig, Menschen auf funktionaler Basis so optimal und schonend zu versorgen wie heute. Diese Möglichkeit darf nicht geringgeschätzt werden. Es geht aber um ihre Ergänzung, um die Aufhebung ihrer Einseitigkeit durch den gegenpolaren Inhaltsaspekt. So wird die Therapie näher an das wirkliche Geschehen herangeführt und vermag darum im Idealfall tiefgründiger zu heilen.

Entscheidend ist immer die Sorgfalt. Auch wenn vom theoretischen Standpunkt aus jede Krankheit, jedes Kranksein viele Fragen aufwirft, so geht es stets darum zu beurteilen, ob diese Fragen tatsächlich auch Fragen im aktuellen Zeitpunkt des Patientenlebens sind. Fragen können jederzeit gestellt werden, sie haben quasi per se Berechtigung. Entscheidend aber ist, wann sie ein Mensch auf sein Leben bezieht, wann sie für ihn zu relevanten Fragen werden. Es geht also um das, was als Zeitqualität zu bezeichnen ist und sich von der chronologischen, quantitativen Zeit des alltäglichen Daseins unterscheidet. Bei den Griechen wurde diese Zeitqualität als καιρός bezeichnet, den günstigen, trefflichen Moment. Die Griechen hatten also noch ein eigenes Wort für diesen gegenpolaren Aspekt zur alltäglichen Zeit. Ist aber der Kairos nicht gegeben, dann nützen alle Angebote und alle noch so plausiblen Theorien nicht viel. Es ist wie in Dornröschens Geschichte, in der hundert Jahre verstreichen mußten, bis eine Erlösung möglich wurde. Nicht der Prinz, sondern der besondere Augenblick, der richtige Zeitpunkt, war ausschlaggebend für Dornröschens Erwachen. Genauso scheint es in der Realität zu sein: Kranksein als Zeichen und Vorbote des richtigen Zeitpunktes vermag zum Tor der Erkenntnis zu werden. Die Bereitschaft, sie als Tor auch wirklich zu nutzen, braucht freilich nicht nur den inneren Entscheid des Erkrankten, sondern ebenso den äußeren Raum einer angebotenen Struktur. Das »Modell Affoltern« will diesen äußeren Raum bieten, dieses Angebot, dessen Fehlen wir als die grundsätzliche Nachlässigkeit im gegenwärtigen Gesundheitswesen qualifizieren.

Eine Besonderheit der Arbeit soll nochmals explizit herausgehoben werden: Es werden keine psychosomatischen Anamnesen im klassischen Sinne durchgeführt, um dann aus ihnen abzuleiten, in welche Richtung die Therapie gehen soll. Es geht uns um die existentielle Gegebenheit von Kranksein selbst. Es braucht keine vorgängige Information: Wird die eigene Situation vom Patienten als solche wahrgenommen, so kommt es zur Therapiestunde, in der die anstehenden Fragen erarbeitet werden. Das hat den großen Vorteil, daß die Assistenzärzte nicht mit neuen, kaum mehr zu bewältigenden Anforderungen konfrontiert werden. Sie arbeiten in einem interdisziplinären Team, und so wie sie eine Operation nicht selbständig durchführen müssen, so müssen sie auch nicht das psychotherapeutische Handwerk beherrschen. Eine psychosomatische Anamneseerhebung hat zudem oft etwas Einordnendes, Klassifizierendes, das den Kriterien irgendeiner Schule oder eines internationalen Codes entsprechen muß. Sie will messen und fassen; wird nichts gefaßt, indiziert sie auch keine Notwendigkeit für eine tiefere Auseinandersetzung. Genau dem widersprechen wir mit aller Entschiedenheit: Es besteht immer die Notwendigkeit der Auseinandersetzung. Die Frage ist bloß, ob diese Notwendigkeit im aktuellen Kontext auch vom Patienten als solche erlebt wird.

Unsere konkrete Arbeit ist unspektakulär und in vielem vom Idealzustand entfernt. Sie ist aber der Beginn eines anderen Umgangs mit Kranksein.

3.5. Die kunst- und ausdrucksorientierte Psychotherapie

Den Sinnen hast Du dann zu trauen
Kein Falsches lassen sie Dich schauen
Wenn Dein Verstand Dich wach erhält.
Mit frischem Blick bemerke freudig
Und wandle sicher wie geschmeidig
Durch Auen reichbegabter Welt.

J. W. Goethe [70]

a) Psychotherapie – eine Wissenschaft des 20. Jahrhunderts

Der naturwissenschaftliche Glaube an das Objektive, der davon ausgeht, daß alles einmal zu erklären sein werde, zeitigte große Erfolge und bewies seine Möglichkeiten und seine Macht durch enorme technische Fortschritte. Der Mensch als subjektives und lebendiges Wesen wurde dieser Weltsicht geopfert. Es erstaunt deshalb nicht, daß anfangs des 20. Jahrhunderts eine neue Lehre entstand, die sich eigens um die seelisch-geistigen Bereiche des Menschen kümmerte: Freuds Psychoanalyse. Sie orientierte sich – dem Zeitgeist entsprechend – an biologistisch-naturwissenschaftlichen Kriterien. In der Folge hat sie sich aber als Psychotherapie – dem ursprünglichen Wortsinn nach bedeutet Psychotherapie nichts anderes als der Seele zu dienen – vielfältig weiterentwickelt. Dieser Wissenschaftszweig enthält mannigfache Therapieformen, die in zwei große Gruppen eingeteilt werden können: die analytisch-naturwissenschaftlich ausgerichteten und die integrativ-geisteswissenschaftlichen. Während die ersteren sich auf ein definiertes Schema erklärbarer Krankheitsbilder berufen (und entsprechende Methoden postulieren), gehört zur geisteswissenschaftlichen Haltung dominant das Einbeziehen des Einmalig-Individuellen, des Subjektiven.

Die kunst- und ausdrucksorientierte Psychotherapie gehört zur geisteswissenschaftlichen Richtung und gründet außerdem in der Welt der Kunst. In Theorie und Praxis bezieht sie sich auf diese beiden Bereiche. Als phänomenologisch argumentierende Tiefenpsychologie fordert sie dazu auf, die Phänomene, d.h. die Erscheinungen, so wie sie sind, wahrzunehmen und keine theoretisch-konstruktiven Umdeutungen vorzunehmen.[71] Dem in seiner Welt- und Selbstbeziehung eingeschränkten Patienten soll der Therapeut unmittelbar offen und unvoreingenommen begegnen. Die Therapie bringt das Dasein *(da sein)* des betroffenen Menschen in Erscheinung, läßt ihn erkennen, wie er sich in seiner Welt bewegt, wie er ins Offene seines Lebens tritt und wie er dieses im Rahmen dieser besonderen Bezüge und Bedingungen gestaltet. Dieses Bewußtwerden-Lassen, dieses Aus-dem-Verborgenen-ins-Sichtbare-Rücken, verhilft zu einer neuen Sicht auf die eigene Existenz, zu einem neuen und befreiten Lebensentwurf. Die grundlegende Veränderung ist dann erreicht, wenn der Hilfesuchende zum freien Wählenkönnen findet. Darum muß er mit sich darüber ins reine kommen, ob er weg- oder hinblicken will, ob er Verborgenes erhellen oder außerhalb des Blickfeldes belassen will.

Dieses offene Wahrnehmen, dieses Zur-Erscheinung-Bringen des Vorhandenen und des Unsichtbaren, so wie es im Moment ist, findet sich auch in der Welt der Kunst: Die Kunst, die Leben in all seinen Seinsweisen von hell und dunkel, von Liebe und Haß, von Leiden und Glück, von Faßbarem und Rätselhaftem in eine Form bringt; Kunst, die aufmerksam macht und verändert; Kunst, die aufzeigt und vorzeigt, indem sie mitten ins Leben trifft; Kunst, die Vergangenes und Zukünftiges in der Gegenwart formt. Kunst trägt zur Menschwerdung bei. Es macht also Sinn, Kunst, die Meisterin des Wandels, die Quelle von Schönheit und Trost, die Rebellin, in die Therapie einzubeziehen.

Kunst und die phänomenologische Lehre der Tiefenpsychologie verbinden sich somit in der kunst- und ausdrucksorientierten Psychotherapie zu einer neuen und gleichzeitig sehr alten Form der Psychotherapie. Seit es Menschen gibt, gehören Rituale – ausgeführt in verschiedenen Medien – zur Tradition der Heilkunst. Daß Kunst und Heilung in Zusammenhang stehen, ist über Jahrhunderte der Erfahrung hinreichend ›gemessen‹ und ›kontrolliert‹. Während in der Kunst das Werk aus der Verbindung von handwerklichem Können und Inspiration, von innen und außen, entsteht, besteht das Kunstwerk in der Therapie aus der geglückten, weil heilenden Beziehung zwischen Patient und Therapeut. Bei beiden tritt eine weitere Dimension hinzu: Eine geglückte Verbindung kann nie einfach gemacht werden, sie ereignet sich.

Die kunst- und ausdrucksorientierte Psychotherapie ist auch ein Kind der Moderne, die Kandinsky das »Und«-Zeitalter genannt hat, da sie alle künstlerischen Ausdrucksmöglichkeiten in die Therapie mit einbezieht.[72] Bisher kannte man die Tanz-, die Bewegungs-, die Mal-, die Musiktherapie und das Psychodrama nur als isolierte Disziplinen, was die Möglichkeiten in der Therapie einschränkte. In die klassische Psychotherapie wurde künstlerisches Arbeiten allenfalls als ein das Gespräch ergänzendes Hilfsmittel einbezogen. Es hatte aber nie den Stellenwert, den die kunstorientierte Psychotherapie der Kunst einräumt. Entscheidend für diese Therapieform ist das Erkennen der Analogie zwischen künstlerischem und therapeutischem Prozeß.[73] Die daraus folgende künstlerische Haltung der Therapeuten zeigt sich im *Umgang mit Störungen,* in der *Disziplin der Offenheit* und dem *Einbezug des Dritten* am deutlichsten.

Umgang mit Störungen

In der Kunstausübung kann ein besonderer Umgang mit Störungen, mit Begrenzungen und Hindernissen erfahren werden. Sie kann geradezu als ›Herausforderung durch Konflikte‹ bezeichnet werden. Jeder Künstler muß die Auseinandersetzung mit der Störung riskieren, muß durch Übung und Disziplin die Hindernisse überwinden, muß die Phasen der Destruktion und der Kreation durchstehen lernen: »*Kreation folgt aus Destruktion, einer Bereitschaft, ein vorheriges Muster aufzugeben und mit einer neuen Form zu experimentieren. Dieses Loslassen, das Erleben der Leere und das Entstehen von Neuem charakterisieren sowohl den kreativen wie auch den therapeutischen Prozeß.*«[74] Analog ist der Umgang mit dem Kranksein, der Störung, als eine Herausforderung zu verstehen. Das ist etwas ganz anderes als das bloße in der funktionalen Medizin betriebene Eliminieren eines Symptoms. Der Mensch als Schöpfer seines Lebens kann auch seine Krankheit gestalten. Die Psychotherapie eröffnet die Möglichkeit, dem Ereignis zu begegnen, es zu hinterfragen, ihm Sinn und Bedeutung zu geben. Der Einbezug verschiedener künstlerischer Aktivitäten läßt sowohl verbale wie nonverbale Ausdrucksweisen zu, und damit auch eine Vielfalt von Formen der Auseinandersetzung.

Disziplin der Offenheit

Der Maler Paul Cézanne (1839–1906) wurde dadurch zum Vorbild, daß er in Intensität und Absolutheit seine ganze Lebenszeit der Kunst widmete: »*Des Künstlers ganzes Wollen muß schweigen. Er soll in sich verstummen lassen alle Stimmen der Voreingenommenheit. Vergessen, vergessen, Stille machen, ein vollkommenes Echo sein.*«[75] Rilke dazu: »*Die Antwort auf Cézanne kann nur das eigene Werk sein.*«[76] Solch unvoreingenommene Offenheit enthält auch die Bereitschaft, Überraschungen, Ver-Rücktem, neuen Einfällen und Möglichkeiten zu begegnen. Offenheit, das Annehmen dessen, was sich zeigt, ist in der Therapie notwendig. In *Therapeut als Künstler* schrieb der Arzt und kunstorientierte Psychotherapeut Peter Petersen: »*Vielmehr muß der Therapeut ebenso geduldig wie schnellhörig sein, um im richtigen Moment das richtige Mittel anzuwenden, das passende Wort zu sprechen.*«[77] Für eben dies aus der Haltung der Offenheit entstehende ›Richtige‹ steht in der griechischen Klassik der Begriff des Kairos.

Einbezug des Dritten

Die klassische Psychotherapie betont die Zweiheit, die Begegnung zweier Menschen: Patient und Therapeut. In der Tradition der Heilkunst dagegen hatte das Dritte schon immer Bedeutung: im Sinne der Mithilfe geistiger Kräfte, anwesend in Ritualen, vollzogen in verschiedensten künstlerischen Ausdrucksweisen.[78]

In der kunstorientierten Psychotherapie finden wir das Dritte im Einbezug künstlerischer Medien und im Verständnis der Therapie als eines über die Zweiheit hinausreichenden Geschehens. Eine heilende therapeutische Begegnung ist nicht machbar, ist nicht erzwingbar, genauso wie das Entstehen eines Kunstwerkes das Plan- und Machbare übersteigt: »*Ich und Du, Patient und Therapeut gehen ohne Rückhalt aufeinander zu. Sie lassen sich beide aufeinander zukommen. Diese zielfreie und nicht zweckverhaftete Haltung ist weder aktivisch noch passivisch, sie ist medial, vermittelnd und durchlässig. Als Mediale halten sie inne und werden gewahr, wie sich (aus der Freiheit) zwischen ihnen Neues, das Dritte einstellt. Das Neue kann niemals als Ziel angestrebt werden. Es ist ein gnädiges Geschenk der freien Begegnung. Es ist die Substanz, die wirkliche Zehrung, die den Weg ermöglicht. Es gab sie zuvor nicht und es ist auch sinnlos, sie in einem anderen Zusammenhang zu benutzen, denn sie entzieht sich der Nutzbarkeit und Ausbeutung.*«[79] Die Bescheidenheit, die durch das Wissen entsteht, daß in der Begegnung mehr geschieht als nur das, was der Therapeut machen kann, hilft, eine überhebliche Haltung und Begegnungsweise zu vermeiden.

b) Die kunst- und ausdrucksorientierte Psychotherapie im Krankenhaus

Für die psychotherapeutische Arbeit suchten wir nicht zuletzt auch nach einer Methode, mit der sowohl Patienten, die es nicht gewohnt sind, sich verbal auszudrücken, als auch solche, die darin glänzen, angesprochen werden könnten. Nach über einem Jahrzehnt Erfahrung kann festgestellt werden, daß die Wahl der kunst- und ausdrucksorientierten Psychotherapie sich bewährt hat.

Ob Beinbruch oder Depression, ob Rückenleiden oder Krise, ob Unfall oder Angstzustände: Immer ist die ganze, untrennbare Einheit von Körper, Seele und Geist betroffen. In die Praxis übersetzt heißt das, daß Menschen, die aus den unterschiedlichsten Gründen aus dem Gleichgewicht geraten sind, die an den unterschiedlichsten Krankheiten leiden, auch unterschiedliche Ansätze brauchen, um sich mit Fragen des Inhalts, des Sinns und der Bedeutung des Krankheitsereignisses auseinanderzusetzen. Daraus hat sich folgendes Spektrum herauskristallisiert: *Kurzzeittherapie während des Aufenthalts im Krankenhaus; Beginn einer Therapie im Krankenhaus mit ambulanter Weiterführung; Krisenintervention; Sterbebegleitung; Abklärung und therapeutische Weichenstellung; Begleitung in der Langzeitpflege.*

Kurzzeittherapie während des Aufenthalts im Krankenhaus

Die Kurzzeittherapie erfordert von den Therapeuten Fähigkeit und Begabung, schnell eine Beziehung herstellen und Vertrauen bilden zu können, sowie pädagogisches Geschick, um Inhalte zu ordnen und zu gewichten. Eine Kurzzeittherapie dauert zwischen drei und zehn Stunden und schließt mit dem Austritt des Patienten ab.

Noch nie krank
Frau A., achtundsechzig, hat eine medizinisch relevante Krankheit am Herzen, die – obwohl medikamentös behandelbar – bei ihr ein außerordentliches, durch ärztliche und pflegerische Gespräche nicht zu beruhigendes Unwohlsein ausgelöst hat. Das Angebot einer therapeutischen Klärung nimmt sie erst an, nachdem sie sich vergewissert hat, daß sie wirklich von einer Psychotherapeutin und nicht von einer Kirchenvertreterin besucht

werden würde.

Die Patientin begegnet mir offen. Sie weiß nicht, warum sie so aufgewühlt ist: Sie, die nie Angst verspürt hat, sie, die auch sofort nach dem Tod des Ehemanns die Arbeit wiederaufgenommen hat, sie, die kaum je krank gewesen ist. Die Frage, wie sie sich denn ihr Alter vorstelle, löst einiges Erschrecken und Nachdenken über die eigene Begrenzung und den Tod aus. Bereits in der zweiten Stunde leitet das Gespräch darauf hin, wie sie sich auf die nächste Lebensphase einstellen könnte. Die Patientin entscheidet, sich neu der Pflege von Beziehungen – auch der sehr vernachlässigten Beziehung zu ihren erwachsenen Kindern – zu widmen, statt möglichst lange an ihrer ehemaligen Arbeitsstelle auszuhelfen. Ob die dezidierte Ablehnung der einst wichtigen Verbindung zur Kirche auch damit zusammenhängt, daß sie den Tod ihres Ehemanns entgegen allem Anschein nicht überwunden hat, nimmt die Patientin nach vier Stunden Therapie als Frage mit nach Hause, die sie durch eigene Bearbeitung klären will. Nach einigen Wochen schreibt sie einen Brief, daß sie sich sehr um eine Neuorientierung bemüht habe und sich wesentlich wohler fühle.

Alles bestens

Wieso wurde ihm, Politiker, verheiratet, kinderlos, Mitte Vierzig, eine Therapie angeboten? Weshalb folgt er so neugierig und freudig der Einladung? Im siebzehnten Altersjahr war ein Diabetes festgestellt worden, der seitdem mit täglichen Insulinspritzen und strenger Diät behandelt wird. Beinahe fünfundzwanzig Jahre hat der Patient sich mit diesem Ärgernis auseinandergesetzt, aber keinen Bezug dazu gefunden. Dieses der eigenen Krankheit Fremdbleiben ist auch Anlaß für den Chefarzt, ihm für die Woche, die er zur Neueinstellung der medizinischen Behandlung im Krankenhaus weilt, eine begleitende Therapie vorzuschlagen.

Die spielerisch-lockere Art des Patienten beantworte ich mit dem Vorschlag, ein Theaterstück zu kreieren, bei dem er als Autor und Regisseur agieren dürfe, während ich die Rolle einer sich aktiv beteiligenden Zuschauerin übernehme. Als Bühne soll der nur durch große Scheiben vom Therapieraum getrennte Steingarten dienen. Ihm zugewandt sitzen wir beide, und der imaginäre Vorhang geht auf.

Erste Szene: Ein Bankett ist im Gange, alle anwesenden Personen werden genau beschrieben. Hauptperson, die das Fest mit ihrer Lustigkeit dominiert, ist der Schauspieler, der den Patienten darstellt. Die Zuschauerin mischt sich ein: »Wo ist der Diabetiker?«, denn »Der Diabetiker« heißt schließlich das Stück. Das graue kleine Männchen, die Figur des Diabetikers, muß auf Anweisung des Regisseurs hinter dem Vorhang bleiben, während sich vorne auf der Bühne weiterhin geselliges Leben abspielt. Erst in der dritten Szene darf es auftreten, unter der Bedingung, daß es sich leise verhält. Der Regisseur hat den Vorschlag der Zuschauerin aufgenommen, einmal zuzuhören, ob das graue Männchen ihm nicht etwas zu sagen hätte. Es kommt jetzt, von den anderen Gästen nicht wahrgenommen, auf die Bühne, klettert auf den Stuhl der Hauptperson und flüstert ihr ins Ohr: »Ich will dich beschützen.« Dies ist für den Autor dermaßen verblüffend, daß er das Stück damit enden läßt, und der Vorhang fällt.

Der Patient ist überrascht über die Leichtigkeit, mit der er sich auf das imaginäre Theaterspiel eingelassen hat, aber nachdenklich über die Mitteilung, die sich daraus ergeben hat. Er beginnt zu erzählen, wie er als Zehnjähriger nach einem Umzug in ein neues Dorf einsam war, wie er als Außenseiter geplagt und geschlagen wurde und wie er dann, um seine Einsamkeit und seine Trauer zu überdecken, übermäßig zu essen begann. Mit vierzehn Jahren sei er groß und fest gewesen und zum Schläger avanciert, niemand sei ihm mehr zu nahe getreten. Essen und Gewichtszunahme seien erst durch den Ausbruch der Krankheit gezügelt worden.

Der Patient versucht, das Theaterschlußwort in seine Lebensgeschichte einzuordnen. Er erkennt, daß er mit seiner kräftigen, um nicht zu sagen festen Statur Nahekommen auch noch in der Gegenwart unbewußt zu verhindern sucht und daß dies ein Grund sein könnte, warum er seine Diät nicht einhält. Die Therapie endet nach einer Woche mit seinem Austritt. In Form des imaginären Theaterstücks bot sie Raum für eine kunstorientierte als auch eine nachfolgende prozeßorientierte Arbeit. Die Krankheit ist auf der Spielbühne aufgetreten, ist ins Blickfeld gerückt und hat ›spielend‹ ihre Botschaft mitgeteilt. Für den Patienten gilt es nun, sie als etwas Eigenes, Dazugehöriges auf der realen Lebensbühne anzunehmen und sich entsprechend selbst Sorge zu geben.

Zwischen den Welten

Eine Überdosis an Tabletten hätte von dem unerträglichen Druck erlösen sollen. Wegen ihres kleinen Sohnes ist die knapp vierzigjährige Mutter zwar froh, daß sie noch lebt, geblieben sind aber die Probleme mit der achtzehnjährigen Tochter. Diese ist fast ausschließlich in der Schweiz aufgewachsen und nicht bereit, sich wie eine Frau aus ihrer ursprünglichen Heimat zu benehmen. Die Ehre der Familie steht auf dem Spiel, sie zu verletzen hätte für alle schwerwiegende Folgen. Die Mutter hat lange zwischen der Welt der Tochter und der durch den Vater repräsentierten Tradition vermittelt. Jetzt ist die Tochter nicht länger bereit, sich zwischen den Kulturen aufzuhalten und sich nirgends heimisch zu fühlen. Sie zieht aus, wird verfolgt und bedroht, die Mutter bricht zusammen.

Nach Einzelgesprächen mit der Mutter, dem Vater und der Tochter findet ein ausführliches Familiengespräch statt, geleitet durch den Co-Chefarzt und die Psychotherapeutin. Es gelingt, die unterschiedlichen Ansichten zur Sprache zu bringen. Die Not jedes einzelnen kann formuliert und respektiert werden, und auf diesem Boden ist eine Vereinbarung möglich, die weitere Gewalt und Bedrohung ausschließt. Bei ›Vertragsbruch‹ eines Familienmitglieds sind wir als Team Ansprechpartner und werden die mit der Familie abgesprochenen Schritte einleiten. Die Institution Krankenhaus und die Autorität des Chefarztes können in interkulturellen Generationenkonflikten allen Beteiligten wertvollen Schutz bieten.

Beginn einer Therapie im Krankenhaus mit ambulanter Weiterführung

Sehr schnell nach Einführung der Psychotherapie zeichnete sich die Notwendigkeit ab, im Krankenhaus begonnene Therapien auch ambulant weiterführen zu können. Die Therapeuten entscheiden in eigener Kompetenz, welche Patienten sie ambulant übernehmen wollen und können. Zwei Faktoren sind zudem maßgeblich: Es macht Sinn, Patienten zu übernehmen, die aus medizinischen

Gründen mit dem Krankenhaus in Verbindung bleiben. Dazu gehören die onkologischen Patienten, die ambulant chemotherapeutisch weiterbehandelt werden; eine allfällige Sterbebegleitung kann durch das bestehende Vertrauensverhältnis in einer für den Patienten stimmigen Weise gestaltet werden. Es macht wenig Sinn, Patienten, die voraussichtlich nur noch wenige Stunden benötigen, an eine neue Bezugsperson zu überweisen, da der Prozeß durch den Wechsel unterbrochen und die Therapie dadurch unnötig verlängert würde.

Vertrauensbruch
Wieder ist ein Schüler auf dem Heimweg in eine Schlägerei verwickelt worden und muß im Krankenhaus versorgt werden. Die Chirurgen melden ihn sofort für eine Psychotherapie an, damit seine Erschütterung bearbeitet werden kann. Er verspürt im Wechsel Angst, Wut, Haß und Hilflosigkeit. Da die chirurgische Behandlung nach drei Tagen abgeschlossen ist, wird die Psychotherapie ambulant weitergeführt. Zusätzlich zu den Einzelstunden finden Gespräche mit den Eltern und den Lehrern statt. In einem gemeinsamen Treffen werden die Rückkehr in das Schulhaus, die dort notwendigen Aussprachen, die Polizeianzeige, das Umgehen mit dem Ereignis in der Familie und die weitere Therapie festgelegt, damit der Jugendliche sich sicher und geschützt fühlt und die noch verbleibenden letzten Monate in der Schule mit seinen Freunden erleben kann. Der kurz nach der Schlägerei aufgetauchte Vorschlag, in eine andere Schule zu wechseln, war ihm zu Recht wie eine Bestrafung des Falschen vorgekommen.

Abschied

In der Nacht vom 28. Dezember wird die fünfundsiebzig-
jährige Frau vom Hausarzt wegen ungenügend eingestell-
ter arterieller Hypertonie mit hypertensiven Krisen, inter-
kurrenter, wahrscheinlich viraler Infektion der mittleren
Luftwege, Verdacht auf reaktive Depression und anamne-
stisch Status nach Phenacetin-Abusus ohne aktuelle Niereninsuffizienz eingewiesen. Die Patientin hatte sich ein
paar Tage lang gegen eine Einweisung gewehrt, da sie sich
scheute, das Krankenhaus zu betreten, in dessen dazuge-
hörendem Krankenheim ihr Mann ein Jahr zuvor in der
Neujahrsnacht verstorben war. Angstzustände und Trauer
wechseln sich ab. Für die zuständige Ärztin wie für die
Pflegenden ist eindeutig, daß eine Trauerarbeit notwendig
ist. In ihrer Not nimmt die Patientin das Therapieangebot
an und ist erleichtert, von mir zu hören, daß die Ärztin sie
nicht aus ›psychiatrischen‹ Gründen angemeldet hat, sondern um einen gesunden Trauerprozeß zu unterstützen.
Schnell treten zwei Themen zutage: Einerseits leidet die
Patientin, die weit über ihre Grenzen hinaus ihren an Alz-
heimer erkrankten Ehemann betreut hatte, an Schuldge-
fühlen über die ›unschönen‹ Szenen, die sich aus der
Überforderung heraus zwischen dem Ehepaar abspielten.
Andererseits hat die an Lebenserfahrung reiche Frau
durchaus Rituale zur Bewältigung der Trennung gefunden: der tägliche Besuch auf dem Friedhof, das Tragen
von schwarzen Kleidern, das stille Sitzen am Fenster am
Nachmittag, das sich Erinnern an das vergangene gemeinsame Leben. Sie weiß um die Zeit, die es braucht, um den
Schmerz ausklingen zu lassen. Ihre Schwierigkeit besteht
darin, daß ihr Weg nicht den Vorstellungen ihrer Familie
entspricht: Die Mutter soll nicht allein sein, soll mehr un-

ternehmen, soll nicht täglich auf dem Friedhof die Wunde wieder aufreißen, soll ... Zudem sei die Zeit gekommen, zu einem Alltag ohne Trauerrituale überzugehen.

In der Neujahrsnacht kümmern sich die Pflegenden liebevoll um sie. Zu Jahresanfang gehen Patientin und Therapeutin still, wie vorbereitet, den Weg durch die Gänge hinüber in das Krankenheim, setzen sich an den Tisch, an dem das Ehepaar zu sitzen pflegte, und die Patientin nimmt noch einmal Abschied.

Während der nachfolgenden fünf Stunden ambulanter Therapie wird erkennbar, daß der Aufenthalt im Krankenhaus der Patientin neben der medizinischen Behandlung die Möglichkeit gebracht hat, den ersten Schritt in eine neue Zeit zu tun. Sie führt ihre Trauerrituale jetzt bewußt und ohne schlechtes Gewissen aus und beginnt wieder, in sorgfältig ausgesuchter Weise am Leben in der Gemeinde teilzunehmen. Sie weiß, daß die Auflösung einer über fünfzigjährigen Lebensgemeinschaft, auch wenn es ihre Umgebung nicht wahrhaben will, noch lange schmerzen wird.

Verzweiflung

Ausgangspunkt der gewalttätigen Streiterei zu Hause war die Bemerkung seines Lehrmeisters, er werde wohl die Abschlußprüfung nicht bestehen. Nach dem Streit rast der neunzehnjährige Lehrling mit seinem Auto durch die Gegend. Er habe die Straßenlaterne auf sich zukommen sehen, aber irgendwie sei es ihm gleichgültig gewesen. In den vier Tagen, die er im Krankenhaus verbringt, kommen eindrückliche Bilder hoch, die von den enormen Problemen in der Familie erzählen und nachvollziehbar machen, daß an ein Lernen in dieser Atmosphäre nicht zu denken war. Die Großmutter, eine seiner wenigen Vertrauenspersonen, erklärt sich nach klaren Abmachungen bezüglich Ausgang und Alkoholkonsum bereit, für die zwei Monate bis zur Prüfung ein Zimmer zur Verfügung zu stellen. Der Lehrling besteht die Abschlußprüfung knapp.

Krisenintervention

Die Notsituationen haben in den letzten Jahren derart zugenommen und uns phasenweise an die Grenzen unserer Kapazitäten gedrängt, daß das ursprüngliche Vorhaben, jedem Patienten eine ganzheitliche Krankheitsbetrachtung zu bieten, ab und zu in den Hintergrund tritt. Dennoch ist es sinnvoll, sich diesem Bereich ausgiebig zu widmen, gerade in einer Zeit, in der die Forderung, Freiheit zu leben, für viele Menschen zur Überforderung wird. Markantes Beispiel dafür ist die heute gesellschaftlich weitgehend akzeptierte Auflösung von Beziehungen, die oft tiefgreifende Krisen auslöst.

Bei Eintritt der Patienten wird ein verantwortliches Team bestimmt, das sich aus einem der leitenden Ärzte, einer Pflegenden (Bezugspflege), einem Physiotherapeuten und einem Psychotherapeuten zusammensetzt, der normalerweise die leitende Funktion übernimmt. Die nicht zum engeren Team gehörenden Ärzte und Pflegenden helfen diskret mit, den Raum der Geborgenheit erfahrbar werden zu lassen und zu schützen, involvieren sich aber aus Rücksicht auf die hochsensible Situation nicht näher. Täglich finden eine bis zwei Therapiesitzungen statt, wenn erforderlich auch an Wochenenden. Diese hohe Kadenz erweist sich in den ersten Tagen meist als notwendig, danach gilt es, auch Ruhepausen einzuschalten und auszuhalten. Strukturelle Stütze bietet bei Bedarf das psychiatrische Tagesheim. Ebenfalls angeboten werden Therapiesitzungen oder Teamgespräche mit Angehörigen, Arbeitgebern oder extern Behandelnden. Vor Austritt erfolgt in der Regel ein Standortgespräch, bei dem die Patienten, das interne Team und – je nachdem – Angehörige, Arbeitgeber, Hausarzt, externe Therapeuten anwesend sein können. Ein solches Angebot können wir in einem Akutkrankenhaus für rund drei Wochen zur Verfügung stellen. Ist es absehbar, daß sich innerhalb dieser Zeit die akute Krise nicht lösen läßt, versuchen wir den Patienten davon zu überzeugen, einer Überweisung in eine Therapiestation zuzustimmen, die ihm einen längeren Zeitrahmen zur Verfügung stellen kann.

Besondere Bedeutung kommt dem Arbeiten mit künstlerischen Medien zu. Das Auseinanderfallen der bisherigen Identität, das in der Krise als erstes spürbar wird, kann gemalt, getanzt, gespielt, gesungen, im Tagebuch, in Briefen, in Poesie seinen Ausdruck finden. Das, was in so beängstigender, weil nicht faßbarer Weise Form erhält, mindert das Gefühl hilflosen Ausgeliefertseins. All dem Schmerz über das Absterben bisher tragender Elemente, all dem Durchstehen von Phasen der Leere, des quälenden Nichtwissens, wie es weitergehen soll, all dem verlorengegangenen Vertrauen kann zumindest eine eigenständige Ausdrucksform entgegengesetzt werden. Diese Erfahrung kann ein Stück weit die Selbstkompetenz wieder stärken.

Ist jedes Krankheitsereignis komplex, so verdichtet sich dies in der Krise noch zusätzlich. Der intermediale Transfer, wie das Überführen der Arbeit von einem Medium in das andere genannt wird, hilft, das Geschehen durch verschiedene Schritte der Verdeutlichung (Kristallisationstheorie) greifbar werden zu lassen.[80] Dazu folgendes Beispiel: Das Durcheinandergeratensein wird auf einem Bild dargestellt, die darauf erscheinende Figur in einer Tonarbeit zur greifbaren Gestalt, im Dialog mit der Figur entsteht eine Geschichte, durch den Prozeß bis zu dieser verbalen Umsetzung wird Verstehen gelernt.

Immer wieder beschäftigt sich Kunst mit Wandlung, mit dem Gang durch Dunkelheit, mit Verwirrung, Hilflosigkeit und Verzweiflung. Im therapeutischen Prozeß kann darauf unterstützend zurückgegriffen werden: Ein Lied, ein Bild, eine Geschichte, ein Gedicht, in dem das eigene, das noch keine Form hat, erkannt wird, hilft Boden zu finden. Kunstwerke trösten, indem sie den Patienten mitteilen, daß sie eine allgemein bekannte Daseinsphase durchleben, wenn auch in ganz eigener Art und Weise. Der Schriftsteller Adolf Muschg meinte dazu: »*Als Leser Dostojewskis, Stifters oder Rilkes wollte und durfte ich nicht leugnen, daß ich von ihrer Kunst ›Wunderbar Hilf‹ erlangt hatte. In wie vielen Brüchen und Krisen meiner Lebensgeschichte – von der Pubertät über den Militärdienst bis zur Scheidung – hatte ich aus diesen Quellen etwas wie plötzliche Freiheit geschöpft, eine Horizontöffnung erfahren, die mir die Fron des Lebens weniger erleichterte als erleuchtete und erheiterte – das heißt, mir die Kraft zuführte, sie zu ertragen. Das gab es ja doch, das gab es auch, das sprach in Anmut und Würde für sich – und sprach damit auch für mich, sprach mich an und los – nicht von meinen akuten Problemen, aber von der Unfreiheit ihrer Behandlung, dem Hoffnungslosen meiner Verstrickung.*«[81]

Zwei Aspekte der kunst- und ausdrucksorientierten Psychotherapie sind angesprochen. Der eine: Werke der Kunst als ›Medikament‹ eingesetzt, als Mittel der Erkenntnis, der Erweiterung und Vertiefung des Lebens; der andere: die persönliche Weise, in der sich betroffene Patienten selbst ausdrücken können. Dazu bedarf es keiner ›handwerklichen‹ Kenntnisse; versperren sich Patienten durch diesbezügliche Forderungen selbst den unbeschwerten Zugang, ist es Aufgabe der Therapeuten, ihnen über diese Schwelle zu helfen. Selbstverständlich gibt es immer wieder auch längere Abschnitte, in denen ausschließlich im Gespräch gearbeitet wird.

Die Therapeuten haben in der Krise ganz besonders spürbar Vertrauen in den Prozeß auszustrahlen, da niemand weiß, wohin der Weg letztlich führen wird. Der Patient muß sich in ganz besonderer Art öffnen und ist in einem Moment, in dem ihm scheint, er drohe sich aufzulösen, äußerst verletzbar: ein Wort, eine Geste, ein Blick kann zutiefst kränken und zusätzlich verwirren, kann ›Nebenwirkungen‹ und Umwege bedeuten.

Von den Therapeuten wird eine theoretische und eine klinische Ausbildung unter ständiger Supervision und eine eigene, ausführliche Lehrtherapie gefordert. Sie sollen persönlich die Abläufe einer Therapie erfahren, sich selbst kennenlernen und unter professioneller Anleitung die Arbeit an sich ständig fortsetzen. Den Zugang zur eigenen Person zu haben und immer wieder neu zu schaffen ist Voraussetzung für die offene Hingabe in einer therapeutischen Begegnung. Und so erlangen sie auch die Fähigkeit, im Chaos einer Krisenintervention Vertrauen in den Prozeß zu behalten. Selbstverständlich kann Erfahrung hilfreich wirken, allerdings nur, wenn sie nicht dazu führt, ›Kopien‹ statt ›Originale‹ zu kreieren. Um einen Menschen in der Krise zu begleiten, muß sowohl das Gesetzmäßige im Ablauf akzeptiert, aber auch das Einzigartige im Wesen des Betroffenen auf eine würdige, einmalige Art ins Offene gebracht werden. Und um die Phasen einer Krise zu verstehen, mag das Entstehen eines Menschen exemplarisch dienen: die lediglich erahnte Zeugung; das Wachsen in der Verborgenheit; die zunehmende Zeit- und Raumeinnahme; der sich ankündigende Wechsel ins Offene; der immer schneller werdende Schmerz; das letzte Aufbäumen in den Preßwehen; das Hinausgleiten in ein neues Leben.

Schritte der Wandlung
Noch einigermaßen fröhlich und zufrieden, wie es halt so ist, hatte er den fünfzigsten Geburtstag gefeiert. Gut, ab und zu war er krank, was er früher nie gewesen war, aber man wird ja älter. Ab und zu hatte er schon – nur kurz, aber traurig (»Wieso eigentlich?«) – dem Spiel der Wolken zugeschaut. Ab und zu hatte er auch, nur flüchtig, den Wunsch verspürt, aus dem Fenster zu springen. Doch, doch, es ist alles gut. So ist es halt nach fünfzig. Kannst nicht Erfolg und Glück haben. Glück? Doch, doch, den Fünfzigsten hatte er doch einigermaßen fröhlich ...Oder, wie war es wirklich? War er fröhlich? Wieso hat er eigentlich, er, der Unerschrockene, wieso hat er plötzlich solche Ängste? Was sollen diese Träume, ihm, der nie geträumt hat, ihm, dem doch einigermaßen Fröhlichen, bedeuten?

Und dann die Zäsur, die unerträglichen Schmerzen im Brustbereich. Die schlaflosen Nächte. Die Hilflosigkeit. Und die wachsende Gewißheit, daß ein Teil des bisherigen Lebens sterben muß. Dann die Ängste. Das Umherirren in der Nacht, das sich Fremdfühlen am Tag mitten in der einmal so vertrauten Welt. Das sich Zurücksehnen nach dem alten Leben. Das Chaos der Gefühle. Das Nebenden-Schuhen-Stehen. Die Frage: Wer bin ich heute? Die Antwort: Ein im sechsten Monat ›Schwangerer‹ – schwanger mit Neuem. Nach dieser Diagnose fühlt er sich weniger wie ein hilflos im stürmischen Herbstwind flatterndes Blatt, das nicht wußte, weshalb es haltlos zu baumeln hatte, und sich an das Fest-gemacht-Sein am Ast zurücksehnte. Schwanger im sechsten Monat deutet ihm seinen Zustand: Das Neue schon deutlich sichtbar, schon so lebendig in ihm, zu lebendig, um es nicht zu beachten, um zum Alten zurückzukehren. Wann ist die ›Zeugung‹ des Neuen in ihm geschehen? Ehrlich betrachtet, damals, vor Jahren, waren die Zeichen schon da. Er hat sie nie beachtet. Er beginnt jetzt, sehr ehrlich zu sich selber zu werden.

Sterbebegleitung

> O Herr, gieb jedem seinen eignen Tod.
> Das Sterben, das aus jedem Leben geht,
> Darin er Liebe hatte, Sinn und Not.
> Rainer Maria Rilke [82]

Zwei Mütter liegen in verschiedenen Zimmern der gleichen Abteilung. Die eine ist einundvierzig, die andere zweiundvierzig. Beide haben auf unterschiedliche Art gegen ihren Krebs gekämpft, beide haben außerordentliche Kräfte mobilisiert und sind so viel länger am Leben geblieben, als es die Statistik besagt. Beide ahnen, daß sie sich ergeben müssen, und beide haben die unwahrscheinlichen Schmerzen des Abschieds, des sich zu früh Lösenmüssens von ihren Kindern zu erleiden.

Trauer, Wut, Hilflosigkeit spüren wir auch als Betreuende. Wichtig sind die Minuten des mitfühlenden Zusammenseins im Team und der gegenseitigen Ermutigung zum innerlichen und äußerlichen Engagement. Die Mütter und ihre Angehörigen sollen so unterstützt werden, daß sie ihren eigenen Weg finden und gehen können. Zwar ist der Zeitpunkt des Abschieds der gleiche, gleich ist der Ort, gleich sind auch die Betreuenden, und doch ergeben sich zwei völlig andere Geschichten: Die eine Frau möchte klar und bewußt anwesend bleiben, so lange, wie es ihr nur irgend möglich ist, sie will nur wenige und kurze Besuche. Die andere Patientin möchte ihre Schmerzen unterdrückt haben, mit allen Mitteln, und immer wünscht sie einen Angehörigen um sich. So stirbt die eine Mutter nur im Beisein ihres Mannes, der erst nach einer halben Stunde des stillen Abschieds den Pflegenden läutet. Wenige Tage später stirbt die zweite Mutter im Beisein der Kinder und ihrer eigenen Mutter. Während sie unter Medikamenteneinfluß ohne Schmerzen über Stunden langsam entgleitet, streitet sich die Familie heftig. Unerledigtes wird ausgetragen.

Die Begleitung von sterbenden Menschen und deren Angehörigen stellt hohe Anforderungen an das interdisziplinäre Team. Hier ist eine gleichsam künstlerische Haltung gefragt, die offenes Wahrnehmen des Geschehens erlaubt und daraus den Abschied gestalten hilft. Cézanne mag es noch einmal formulieren: »*Des Künstlers ganzes Wollen muß schweigen. Er soll in sich verstummen lassen alle Stimmen der Voreingenommenheit. Vergessen, vergessen, Stille machen, ein vollkommenes Echo sein.*«[83] Diese Haltung eines großen Künstlers kann auch zum ›Kunstwerk‹ eines stimmigen Abschieds führen, der zur Lebensgeschichte des Sterbenden paßt. Der Maler strebte in seinen Bildern eine Ausgewogenheit und ein Gleichgewicht der Kräfte an. So sollte sich auch Sterbebegleitung vollziehen. Die Begleitenden sollen nicht eigene Sätze in die letzten Seiten der Lebensgeschichte der Sterbenden schreiben. Sie sollen einzig Unterstützung bieten, damit diese sie selber schreiben können. *»Der Umgang mit Sterbenden konfrontiert uns schmerzlich mit der nackten Tatsache unserer eigenen Sterblichkeit, von der wir gewöhnlich durch viele Schleier und Illusionen getrennt sind. Wenn wir aber schließlich zu der Gewißheit kommen, daß wir sterben müssen und alle andern fühlenden Wesen ebenso, entsteht in uns ein glühendes, fast herzzerreißendes Gefühl für die Zerbrechlichkeit und Kostbarkeit jedes Augenblicks und jedes Lebewesens, und hieraus kann sich ein tiefes, klares, grenzenloses Mitgefühl für alle Lebewesen entwickeln.«* [84]

Auch die Begleitenden müssen also ihre eigenen Sätze schreiben, Sätze, die in ihr eigenes Lebensbuch und nicht in dasjenige der Patienten gehören. Durch die Sterbebegleitung sind wir unausweichlich mit unserer Vergänglichkeit konfrontiert. Daß wir uns davon berühren lassen, ist eine Voraussetzung dafür, daß wir imstande sind, Sterbenden und ihren Angehörigen Mitgefühl und Offenheit zukommen zu lassen.

Wie werden wir fähig, die beim Sterben der beiden Mütter gemachten Erfahrungen zu verarbeiten? Eine erste Form ist der Austausch im Team, weiter hilft das persönliche Gespräch mit einzelnen Begleitenden, und schließlich muß jeder einen Weg für sich selber finden.

Im Gedenken an die eine Mutter male ich ein Bild. So kann ich mich einerseits von ihr verabschieden und andererseits das Thema des zu frühen Todes und der Loslösung von den Kindern behandeln. Dabei werde ich mir bewußt, wie wertvoll mir meine eigenen Kinder und ihre Nähe sind. Für die Verarbeitung des zweiten Abschiedes benötige ich ein Gespräch in der Supervision, das das Problem aufnimmt, ob wirklich soviel Unerledigtes an das Bett einer Sterbenden gehört oder ob ich es verpaßt habe, moderierend einzugreifen.

Die Kultur der Selbstsorge muß vermehrt im ganzen interdisziplinären Team Thema werden. Selbstsorge ist zum großen Teil ›Hausaufgabe‹. Im Krankenhaus zu arbeiten beinhaltet von Anfang an den Entscheid, sich mit Leben und Tod, mit Gesundsein und Kranksein zu beschäftigen und sich vom Leben in all seinen Formen berühren zu lassen. Es erfordert ebenso die Bereitschaft, an seiner eigenen Geschichte, mit dem eigenen Gelingen und Scheitern unentwegt und fortlaufend zu schreiben.

Viele Sterbebegleitungen finden ohne psychotherapeutische Hilfestellung statt. Wenn es von den Patienten gewünscht wird, wird ein Seelsorger beigezogen. Ärzte und Pflegende haben durch langjährige Ausbildung und Praxis zu einer sorgfältigen, mitfühlenden Form der Begleitung gefunden, die nicht nur den Patienten, sondern auch viele Angehörige schützt und trägt. Dies kommt besonders im Krankenheim zugute, wo die Pflegenden in hohem Maße von den Erfahrungen der Vergänglichkeit und des Sterbens betroffen sind. Stirbt ein Heimbewohner, findet stets eine gemeinsame Abschiedsfeier statt.

Abklärung und therapeutische Weichenstellung

Prävention
Nach einer unauffällig verlaufenden Geburt des zweiten Kindes gerät die junge Mutter in Panikzustände und nimmt das Angebot für ein Gespräch zur Abklärung bezüglich weiterer Therapie sehr gerne an. Die Wöchnerin

erklärt, daß sie bereits nach der ersten Geburt mehrere Wochen unter einer unbehandelten Depression gelitten hat. In der Folge habe sie enorme Mühe gehabt, das Kind auch nur einigermaßen zu betreuen, und große Unterstützung von ihrem Ehemann gebraucht. Ihre Mutter sei sehr früh gestorben. Sie habe deshalb keine Hilfe wie andere junge Frauen. An dieser Stelle bricht die Patientin in langes Weinen aus.

Ich sage ihr, daß der frühe Verlust der eigenen Mutter bei jedem Mutterwerden wieder in den Vordergrund rücken kann und daß dann jedesmal ein Stück Trauerarbeit zu leisten ist. Genau das sei nach der ersten Geburt nicht geschehen, antwortet die Patientin. Sie habe keine Tränen zugelassen. Angesichts des Geschenks eines gesunden Kindes habe sie nicht zu trauern gewagt. Außerdem habe sie in einer Pubertätskrise ein Jahr lang mit einer Psychiaterin den Tod der Mutter bearbeitet und nicht erwartet, daß dieser Schmerz noch einmal aufkommen könnte. Die Therapeutin sei ihr wie eine Mutter beigestanden. Trotz dieser sehr positiven Erfahrung habe sie sich in den Wochen nach der Geburt nicht wieder bei ihr melden können.

Die Begegnung dauert eine knappe Stunde, dann bespreche ich mit ihr meine Einschätzung: Die erneut erschienenen Ängste würden auf eine Gefahr hinweisen, die man ernst nehmen müsse. Es bestehe das erhebliche Risiko, wieder in eine Depression zu geraten, wenn die notwendige Trauerarbeit nicht geschehe. Auch sollte die Möglichkeit zusätzlicher medikamentöser Behandlung abgeklärt werden. Deshalb würde ich es als unerläßlich erachten, sofort mit einer Psychotherapie zu beginnen, sinnvollerweise bei der ihr bekannten Psychiaterin.

Die Patientin ist sichtlich erleichtert, daß sie Hilfe annehmen darf. Wir vereinbaren, daß sie die Psychiaterin anruft und ich sie am nächsten Tag vor ihrem Austritt noch einmal treffe: Die Psychiaterin ist glücklicherweise bereit, sie gleich zu übernehmen. Die Patientin erzählt von einer Nacht, in der sie viel geweint habe, und dann befreit vom begleitenden Gefühl, daß sie das nicht dürfe, habe sie noch einmal geweint. – Immerhin.

Suizidversuch

Nach dem Suizidversuch eines Patienten geht es darum herauszufinden, welche weiteren Schritte notwendig sind. Braucht es ein psychiatrisches Konsilium? Reicht eine ambulante Therapie, die sofort organisiert werden muß? Ist ein längerer Aufenthalt in einer Psychotherapiestation sinnvoll, und wenn ja, wie wird die Wartezeit bis zum Eintritt überbrückt? Oder wäre es sinnvoll, den Patienten im Rahmen einer Krisenintervention bei uns aufzunehmen? Immer wieder braucht es zur Formulierung der nächsten Schritte mehrere Gespräche. Selbst wenn die Situation aus fachlicher Sicht schnell geklärt scheint, muß der Patient in seinem Rhythmus den Weg zur Einsicht in die Situation und in die entsprechende Behandlungsform gehen können. Die Einsichts- und Motivationsarbeit ist also in diesem Fall wichtiger als die Diagnosestellung. Von solchen Klärungsprozessen ausgenommen sind selbstverständlich Patienten mit anhaltend akuter Selbstgefährdung. Sie werden ohne Beizug der Psychotherapeuten von den Ärzten direkt in die psychiatrische Fachklinik überwiesen.

Notfall

Ein Jurist leidet unter stark störenden Panikattacken. Die Ärztin im Notfalldienst überprüft seine Medikation und schlägt eine Psychotherapie vor. Davon hält der Patient aber nichts, und mit der Psychiatrie wolle er noch weniger zu tun haben. Er muß bald wieder in der Lage sein, anstrengende Sitzungen durchzuhalten.

Einige Tage später erscheint er erneut in der Notfallstation und bittet um Informationen über verschiedene Therapiemethoden. Im Gespräch zeigt sich, daß hier Verhaltenstherapie geeignet wäre, und der Patient wird an einen dafür ausgebildeten Psychiater überwiesen.

Abklärungen für Mitarbeiter
In zunehmendem Maße suchen auch Mitarbeiter wegen persönlicher Probleme das Gespräch mit uns. Vereinzelt und aufgrund einer speziellen Indikation kann daraus auch eine Therapiezeit bei uns folgen.

Begleitung in der Langzeitpflege

Das Verlassen der eigenen Umgebung und das Bewußtsein, endgültig ins Pflegeheim einzutreten, ist schmerzhaft. Diesen Vorgang zu begleiten kann auch zu unserer Aufgabe gehören. Da der am Krankenhaus tätige Seelsorger zusätzlich noch Trauertherapeut ist, kann er Seelsorge im theologischen Sinn und Trauerarbeit in therapeutischer Hinsicht sinnvoll miteinander kombinieren.

Ablehnung

Eines Nachts / ging ich hinaus / auf die Landstraße / und begegnete / mir selbst / seither / verbringe ich / die Nächte zu Hause.

Alexander Makharow, 1985

Selbstverständlich gibt es Patienten, die das Angebot der ergänzenden Therapie trotz gegebener Indikation nicht annehmen und auch keinerlei Kontakt mit uns aufnehmen wollen. Das wird respektiert, solange es zu verantworten ist. Ausnahmen bilden wiederholte Notfalleintritte, Forderung von Patienten nach somatisch nicht indizierten operativen Eingriffen, zu lange Krankenhausaufenthalte wegen nicht bearbeiteter Hintergründe. In solchen Fällen wird von den leitenden Ärzten versucht, durch Gespräche die Kluft zwischen uns und den Patienten zu überbrücken.

Gewisse Patienten lehnen die Therapie bereits nach ein bis zwei Stunden ab. Geschieht diese Absage nicht direkt, sondern über die Ärzte oder die Pflege, verabschieden wir uns kurz bei den Patienten und bitten, wenn möglich, um eine Rückmeldung. Eine kritische Rückmeldung zu erhalten ist für die Qualitätssicherung wertvoll. Man kann daraus erkennen, ob man zum Beispiel zu schnell Verborgenes angesprochen hat, was zur Abwehr und zum Sich-Verschließen führt. Wenn als Grund einer Absage ein klarer Therapeutenfehler zur Sprache kommt oder auch eine deutliche Antipathie, kann der Patient selbstverständlich den Therapeuten wechseln.

c) Aufmerksamkeit des Therapeuten sich selbst gegenüber

Durch alle Jahre hindurch und in allen Höhen und Tiefen der Arbeit ist die besondere Möglichkeit der Psychotherapie an einem Krankenhaus etwas geblieben, wofür wir dankbar sind. Sie brachte und bringt eine große Fülle einzigartiger Begegnungen, die das eigene Leben immer wieder bereichern.

Ohne Improvisationstalent ist diese Arbeit nicht möglich. Die Pflicht des Krankenhauses, jeden Patienten aufzunehmen, bedeutet für die Therapeuten, bei vollem Tagespensum auf neue Anmeldungen gefaßt zu sein. Auch Abklärungen und Kriseninterventionen bieten Überraschungen und dauern häufig viel länger als angenommen. Krisen kümmern sich nicht um Wochentage. Zur Unterstützung der Therapeuten dient die vom Krankenhaus zur Verfügung gestellte Supervision durch einen Psychiater, die vierzehntägig stattfindet. Sie hilft der Selbstkritik und tröstet auch einmal, wenn einem eine Lebensgeschichte allzu nahe geht. Zur Vorbereitung des Therapeuten gehören ebenso die klare Wahrnehmung der eigenen Befindlichkeit wie die Einstimmung auf die bevorstehenden Therapien. Nötig ist allerdings auch das klare Abstandnehmen am Abend, das hilft, in die Freizeit überzugehen: »*Man wird lernen müssen, nicht die ganze Bühne mit Worten und Gesten auszufüllen, sondern ein wenig Raum darüber zu lassen, so als ob die Gestalten, welche man schuf, noch wachsen sollten. Ich bin überzeugt, das andere kommt von selbst: Das leisere Leben wird sich wie eine Wärme, wie ein Glanz darüber breiten und wird ruhig und licht über allem bleiben: über den Worten und über den Vorgängen – nur Raum muß man ihm geben.*«[85]

Und schließlich geht es in der Selbstsorge des Therapeuten darum anzuerkennen, daß der wichtigste Wirkfaktor in der Psychotherapie die Beziehung ist. Sowohl unsere retrospektive wie unsere prospektive Befragung von Patienten zeigen das immer wieder. Daraus ergibt sich der Auftrag, unabhängig von den Jahren der Erfahrung, neben Ausbildung und Fortbildung in Varianten des therapeutischen Vorgehens, unablässig an der eigenen Menschenbildung zu arbeiten. Routine darf die Tätigkeit eines Therapeuten nie bestimmen, statt dessen gilt Rilkes Wort: *»Immer verwandter werden mir die Dinge / und alle Formen immer angeschauter.«*[86]

d) Psychotherapie im Krankenhaus – Luxus oder Notwendigkeit?

Längst sind Forschungsdaten zur kombinierten Behandlung bekannt, zum Beispiel die 1995 herausgekommene Studie der Medizinischen Universität Lübeck: Das bisher auf dreißig bis fünfzig Prozent geschätzte Auftreten psychischer Störungen bei körperlich Kranken in einem allgemeinen Krankenhaus liegt gemäß dieser Untersuchung an der Schätzungsobergrenze, nämlich beim Wert von 46,5 Prozent.[87] In einer Analyse zu den »ökonomischen Folgen von Fehlbehandlungen psychosomatischer und somatopsychischer Störungen« der Medizinischen Hochschule Hannover weist Friedhelm Lamprecht nach, daß enorme Kosten wegen zu langer einseitig medizinischer Behandlung anfallen. Er stellt fest: *»Relativ kurzdauernde psychosoziale Interventionen haben immer wieder einen signifikanten Effekt gezeigt, das Inanspruchnahmeverhalten zu reduzieren.«* Beispiele für Kosteneffektivitätsstudien im Ambulanzbereich und für den Bereich der stationären psychosomatischen Behandlung zeigen bemerkenswerte Einspareffekte. Die psychosozialen Faktoren werden bei Lamprecht auch als *»Superhighway for Disease«* bezeichnet. Sie müssen ihm zufolge unbedingt in Betracht gezogen werden, um die Zahl unnötiger technischer Untersuchungen und nicht erfolgreicher Behandlungen zu redu-

zieren. Die Förderung der Selbstbehandlungs- und Selbstkompetenz durch die umfassende Behandlung führe zu
einer erheblichen Reduktion der Gesundheitsausgaben,
schreibt er.[88] Für die Schweiz ist zudem auf die Arbeit von
Andreas Frei und Dr. Roger-Axel Greiner hinzuweisen, die
das Sparpotential durch Einbezug der Psychotherapie
aufzeigt.[89] Unsere prospektive wie auch unsere retrospektive Umfrage (siehe Anhang) weisen ebenfalls in diese
Richtung.

Allein diese Untersuchungen demonstrieren, daß die
Beantwortung der im Titel gestellten Frage zugunsten der
Notwendigkeit einer umfassenden Behandlung, die den
ganzen Menschen in seinem sichtbaren körperlichen sowie in seinem unsichtbaren seelisch-geistigen Sein wahrnimmt, ausfallen wird.

Bei der Einführung der Psychotherapie in das Akutkrankenhaus handelt es sich nicht um eine kostentrei-
bende Mengenausweitung, wie das auf den ersten Blick
aussehen könnte, sondern um eine umfassende interdisziplinäre Behandlungsweise, die nachhaltig die Situation
der Patienten verändert und weitere Behandlungen reduziert. Das Erlernen des Umganges mit Kranksein und
Gesundsein wirkt präventiv (siehe Anhang).

Weiter vorbeugend wirkt die Tatsache der Veränderung
der Therapiemotivation bei Patienten, bei denen Behand-
lungsbedarf besteht. Innerhalb des interdisziplinären Modells und durch die Art und Weise des Arbeitens in der
kunst- und ausdrucksorientierten Psychotherapie können viele Patienten den Weg der einseitigen und oft über-
mäßigen Inanspruchnahme medizinischer Leistungen
verlassen und die umfassende Behandlung annehmen. Im
Schlußbericht der bereits erwähnten Arbeit von Frei und

Greiner *Der volkswirtschaftliche Nutzen der Psychotherapie* ist zu lesen: »*In der Mannheimer Kohortenstudie über die Epidemiologie und Inanspruchnahme somato-medizinischer Leistungsangebote durch psychogen erkrankte Patienten waren 45% der Fälle unmotiviert, 17% motiviert und 38% wurden als motivierbar für eine Psychotherapie eingestuft ... Von den motivierbaren Patienten lassen sich ... etwa 2/3 tatsächlich zur Aufnahme einer indizierten Psychotherapie bewegen. Insgesamt nehmen nur etwa 35% der Befragten ein konkretes Psychotherapieangebot an.*« Daraus ist ersichtlich, daß die Motivation der Patienten ein wesentlicher Punkt ist. Wie gelingt es, Patienten, die im herkömmlich definierten Sinne weder psychisch noch psychosomatisch krank sind, für eine psychotherapeutische Arbeit wie in unserem Modell zu gewinnen? Entscheidend ist der Einstieg, die Offenheit, die Enttabuisierung von seelischen Problemen, das Abbauen von Vorurteilen. Im Krankenhaus ist für die meisten Menschen unmittelbar erfahrbar, daß jedes Kranksein alle Bereiche berührt, beeinflußt und verändert. An diesem Gefühl muß angeknüpft werden. Es muß gelingen, dem Patienten plausibel zu machen, daß die vielen drängenden Fragen, die auch im Zusammenhang mit einem Unfall, der Erschütterung durch eine schwere Lungenentzündung oder einem Herzinfarkt im üblichen Ablauf der somatischen Medizin einen Raum zur Bearbeitung finden. Daß es hier andere Ansätze braucht, die es ermöglichen, Krankheit zu verarbeiten und in den Lebenskontext einzuordnen. Das sind Aspekte, die bisher nicht unmittelbar mit Psychotherapie verknüpft wurden. Andererseits muß von Seiten der Psychotherapeuten auch die Bereitschaft und Offenheit bestehen, auf das unmittelbar Drängende und Dringliche einzugehen, den Menschen in seiner aktuellen Not wahrzunehmen und darauf zu reagieren. Und zwar unabhängig davon, ob die geforderte Intervention nun eher pädagogisch, sozial-psychiatrisch oder psychotherapeutischer Art im engeren Sinne ist. Es geht um das unvermittelte Reagieren auf die Not eines Menschen und nicht primär um den Einsatz einer Methode. Schulen und Therapeuten, die dabei Berührungsängste haben, sind für die Arbeit im hier dargestellten Sinne ungeeignet.

Die im Modell Affoltern gelebte Haltung betrifft selbstverständlich alle Patienten des Hauses und nicht nur diejenigen, bei denen die psychotherapeutische Arbeit direkt zum Tragen kommt. Die Behandlung des Menschen, nicht Diagnosen, ist das grundsätzliche Merkmal der Begegnung mit den Patienten. Am handwerklichen Können und der inneren Bereitschaft für diese Begegnungen wird fortlaufend gearbeitet, und sie werden in den Philosophiewochen, in der medizinethischen Fortbildung, durch die Kunst im Krankenhaus sowie bei gemeinsamen Festen zusätzlich über die tägliche Praxis hinaus vertieft.

3.6. Gelebte Geschichten

Sie sollen nicht Engel spielen!

Medizinische Anamnese
Herr D.D., zweiundvierzig, Psychiatriepfleger, wurde erstmals 1997 in Affoltern hospitalisiert. Seit 1996 bestand ein zunehmender Alkoholkonsum. Nach Angaben des Patienten geschah dies im Zusammenhang mit dem Tod des Vaters, der an einem Speiseröhrenkrebs erkrankt war, dem Tod eines Freundes, der einen Autounfall gehabt hatte, sowie einem eigenen Gewalterlebnis bei einem Überfall in Zürich. Seither wiederholt Bauchkrämpfe vor allem nachts und vereinzelte Atemnotattacken. Jeweils Linderung durch Alkoholkonsum. Problemloser Entzug mit psychotherapeutischer Begleitung im Krankenhaus. Anschlußprogramm beim Hausarzt in Zusammenarbeit mit einem externen Psychotherapeuten. Zu dieser Zeit wurden vom Patienten Antabus und Campral abgelehnt. Im August 1997 erneute Zuweisung wegen Rückfalls. Rascher körperlicher Entzug und anschließende Hospitalisation in der Forel-Klinik bis Dezember 1997.

Dritter Krankenhausaufenthalt im Juni 1998, bei erneutem Alkoholmißbrauch nach dem tödlichen Bergunfall des Bruders im Februar. Im Krankenhaus Entzug unter psychotherapeutischer Begleitung. Nachbetreuung, unter Antabus, durch einen Psychiater und seinen Hausarzt.

Juni 2000 auf Wunsch des Patienten erneute Einweisung durch den damaligen Psychiater ins Bezirksspital Affoltern.

Jetziges Leiden (Auszüge aus der medizinischen Krankengeschichte)

Vor einem Monat beginnende depressive Episode. Bei der neu angetretenen Stelle im Altersheim wurde er mit dem Sterben derart konfrontiert, daß es zu einer Reaktivierung der traumatischen Erfahrung gekommen ist. Zusätzlich akzentuiert wurde die Situation durch die als Schmach empfundene Vorstellung beim Fürsorgeamt. Der Patient hat sich nun so weit zurückgezogen, daß er sich zu nichts mehr fähig fühlt, eigentlich möchte er jetzt von dieser Welt gehen, er habe genug gelitten, aber niemand nehme ihn ernst. Aktive Suizidimpulse sind keine direkt feststellbar. Da eine Hospitalisation in der PUK (Psychiatrische Universitätsklinik) oder in Oetwil a.S. wegen früherer Arbeit dort abgelehnt wird, Eintritt bei uns zur Kriseninterventon.

Therapieverlauf

Als ich den Patienten wiedertreffe, quält ihn eine schwere Depression, verstärkt durch den Tod des Bruders. Er klagt das Schicksal an: Wieso habe der Lebensfrohe sterben müssen, wo doch er – der Kranke – darum bitte, gehen zu dürfen?

Dann seine unmißverständliche Frage: »Nehmen Sie den Auftrag an, mir so weit aus der Depression zu helfen, bis ich wieder entscheidungsfähig bin? Sie dürfen dann aber nicht ›Engel spielen‹, Sie müssen es mir überlassen, ob ich mich für oder gegen das Leben entscheide.« Sich das Leben innerhalb des Gefängnisses der Depression zu nehmen sei eindeutig nicht in seinem Sinne. Sich dann jedoch gesund der Frage nach Sein oder Nichtsein zu stellen entspreche ihm.

Nach einem Moment des Abwägens lasse ich mich auf

seine Bedingungen ein, da er auch in gesunden Phasen an Extremsituationen seine Grenzen immer wieder ausgelotet hat. Diese kompromißlose Haltung hatte bereits unsere frühere Arbeit maßgeblich geprägt.

Wortreihengestammel

Steinig – »umserbeltes« Land – / Nichts. / Verloren /
Nichtig / Gedanken unwichtig. / Flimmernd vor – /
Und hinter dem Auge / Glimmernd. / Dümpeln –
siechende Tage – / Nacht – er – wartend. / Ödes –
kopfleeres Hasten – / Nichts – erwartend. /
Rupfendes – bald / Federloses / Einziggebliebenes /
Herzdumpfes Warten. / Kein Licht – wart /
Zündet löscht / Wart – end. / ... war / ... end / Kalt
wahrgenommen / Fühlend kalt! / Nicht mehr sein. /
Nicht mehr sein können! / Nicht mehr sein werden? /
Hier – / Morgen und später / Werden zum Täter /
an mir – / Verloren das dir. / Kriechend – mich
windend / Dich finden? / Gnade gönnen / mir und
dir! /   D. D., Juni 2000

Schon einmal hat der Patient wegen Nebenwirkungen die Antidepressiva gestoppt, jetzt werden sie vom Chefarzt und mir noch einmal dringlich empfohlen. Er überlegt es sich; nach einigen Tagen kann die Medikation, die Psychotherapie unterstützend, eingesetzt werden.

Gibt es eine Zelle in diesem Körper, die nicht
schmerzt? Gibt es einen Seelenfunken, der nicht
schmerzt. Gibt es einen Gedanken, der nicht
schmerzt? Im Leben erstarren, sich endlos betrinken
oder sich umbringen – sind das die einzigen Aus-
wege? Gibt es eine Linderung, eine Besserung, eine
Heilung?

›Geschwätz‹ erträgt der im Gesundheitswesen Erfahrene nicht, psychopathologisches Schemenvorgehen schon gar nicht mehr. Provokante Fragen helfen, die Erstarrung

aufzubrechen, nachdem sich die Depression etwas aufge-
hellt hat: »Und was ist Ihre Aufgabe in diesem Leben? Was
haben Sie auf all Ihren intensiven Erkundungsreisen mitten
ins Leben und in allen Bereichen bis an alle Grenzen des
Lebens, was haben Sie bisher aus all diesem Begreifen gelernt? Was lernen Sie, wenn Sie sich in Rom von der
Brücke hängen lassen? Was haben Sie in all den Jahren als
Pfleger in der Psychiatrie, als Privatpfleger von sterbenden
Menschen, was haben Sie begriffen? Worum ging es Ihnen?
Worum ging es Ihnen, wenn Sie als Kellner arbeiteten?
Wohnt in Ihnen, dem unermüdlichen Lebenserforscher,
eine Künstlerseele, die nicht weiß, in welcher Form, aus
welchem Material das Werk entstehen soll? Worum geht
es im Leben? Wer sind Sie? Was haben Sie bisher erkannt?«

Malen will er jetzt und sich nach dem Austritt eine Struktur
geben, indem er unser psychiatrisches Tagesheim besucht
und die Einzeltherapie weiterführt. Er sagt zu, wegen der
Medikation regelmäßig zum Hausarzt zu gehen.

Seit jenem Sommer sind Bilder, Gedichte und intensive
Briefwechsel entstanden:

April 2000: »... und irgendwann gibt es nichts als die
Kunst, als das Hinausschreien durch Farbe, durch Klänge,
als das Bild, sich und der Welt zu zeigen und zu wissen – es
bringt nichts außer ein Stück Linderung, als ein Stück Achtung sich selber gegenüber im Betrachten des Werkes – etwas
Linderung zu verspüren – immerhin das!«

> Irgend wann! – vor zwei – drei Jahren –
> ist er zerscherbelt – mein Kopf!
> Dies macht angst!

181

In einem Gespräch über die ›Hausaufgabe‹, Bilder zu den verschiedenen Aspekten der Angst – Angst vor Schicksal und Tod, Angst vor Leere und Sinnlosigkeit, Angst vor Schuld und Verdammung – gemäß Tillichs Einteilung in *Der Mut zum Sein* zu malen, fügt der Patient zusätzlich die Kategorien der ›Angst vor der Angst‹ und die ›Angst vor sozialer Ausgrenzung, Einsamkeit, Verlassenheit und Verarmung‹ hinzu.[90]

Wegen des Streits der Kassen, wer den Arbeitsausfall bezahlen soll, ist kaum Geld für das tägliche Knäckebrot da, auch das Kaufen von Farbe wird immer schwieriger. Für mich als Therapeutin bedeutet das, ihn beim Verkauf von Bildern zu unterstützen und ab und zu einige energische Telefonate mit den sich streitenden Versicherungen zu führen.

Brief und Gedicht vom 11. November 2000 zu Fastnachtbeginn: »*Momentan bin ich ›Herbstblätter sehend‹, d.h. wahrnehmend – in einem ›Rausch‹ der Angstfreiheit – der ›Erlöstheit‹. Ich nehme ›Gnade‹ wahr!!! So – die Angst dann wiederkehrt, werde ich zu Tillichs ›Angst vor Leere und Sinnlosigkeit‹ versuchen, meine innersten Gefühle zu ›malen‹!*«

Kurze ›Berührung‹ der eigenen Seele

Herbstblind wandelnd –
noch immer die Cosmea blüht.
Ein Moment der ›Gnade‹ –
Diesig durch das Herbstlicht fällt.
Genüßlich kurz zu sehen –
ohne Angst durchs Leben gehn.
Noch ist Zeit und Raum –
zu finden letztes Wort!

18. November 2000: »*Mit diesem Brief sende ich Ihnen eine meiner ›Schattenseiten‹ – direkt und pur. So wie auf dem Bild auf der vorderen Seite ›gehangen‹ wird, so hänge ich im Moment – Weil ich weitgehend nicht mehr ›trinke‹. ›Der rote Teufel‹, den ich immer mehr beiseite stelle – läßt mich zittern – auch ist mein Kopf träge im Moment – einfach Entzug! Dies wird sicher bald zu Besserem wenden. Bitte entschuldigen Sie meine zitternde Schrift.*«

23. November 2000: »*Und immer wieder gelüstet mich nach diesen kleinen Reisen – durch welche man, nach langer Anstrengung und Wanderschaft, in der Meinung verdursten zu müssen, unverhofft auf einen Brunnen stößt, an dem man sich labt und glaubt, in diesem – dem einmaligen Moment Kraft zu schöpfen, die ein Leben lang ausreichen könnte – den Durst zu stillen für ein Leben lang – Glück!*«

Im Dezember 2000: »*Jugendbilder war Ihre letzte Frage. Versuche anhand einiger Skizzen, die dem Feuer entronnen sind: Facetten, Variationen, Veränderungen – Rollen, die man auf der Weltbühne spielt, zu beschreiben.*

Diese Kolorationen sollen lediglich zeigen, daß Veränderung möglich ist, auch wenn die Grundtendenz, der Grundcharakter gegeben ist und bleibt!

> *Ich glaube, im Boot das vorüberfuhr,*
> *Hörte ich etwas Banges sagen.*
> *Im Hause hat eine Uhr*
> *geschlagen –*
> *In welchem Hause?*
> Rainer Maria Rilke

Und noch ein paar Worte von Rilke zu meinem Bild ›durch Tore gehen‹: ›Wir müssen uns unser Dasein so weit als es irgend geht annehmen; alles, auch das Unerhörte, muß darin möglich sein. *Das ist im Grunde der einzige Mut, den man von uns verlangt: mutig zu sein zu dem Seltsamsten, Wunderlichsten und Unaufklärbarsten, das uns begegnen kann. Daß die Menschen in diesem Sinne feige waren, hat dem Leben unendlichen Schaden getan; die Erlebnisse, die man ›Erscheinungen‹ nennt, die ganze sogenannte ›Geisterwelt‹, der Tod, alle diese uns so anverwandten Dinge, sind durch die tägliche Abwehr aus dem Leben so sehr hinausgedrängt worden, daß die Sinne, mit denen wir sie fassen könnten, verkümmert sind.‹«*

28. Dezember 2000: »*Für den Moment nur eine kurze Notiz: Eine Zeit war der ›Inneren Reise‹ und ›Verschwiegenheit‹ – fast mystische Begegnungen mit Begebenheiten der Vergangenheit – mit mir selbst und Menschen, die mich ein Stück auf meinem ›Lebensweg‹ – begleitet – berührt haben! Schlußendlich fließt all dies zu Gott – dem man dies als ›Essenz‹ überbringen möchte. Langsam nur tauche ich aus diesem ›Zustand‹ innerer Versunkenheit auf. Kehre zurück von dieser ›Reise‹ und hoffe, einige Bilder – die ich ›als Farbe auf Papier tun kann‹ mitnehmen zu können. Während diesem ›Zustand‹ ist mir jegliche ›schöpferische‹ – sichtbare Tätigkeit versagt – verunmöglicht, ja gar verboten gewesen. Nur deshalb – keine Post von mir in letzter Zeit – die zeitlose Zeit war! Kaum beschreiben läßt sich dieses ›Erleben‹ – ›Erfahren‹ – ›Eintauchen‹! – in Ströme, die – scheinbar – ›Ewigkeit‹ hervorrufen. ›Ewigkeit‹, die unsere ›Endlichkeit‹ bewußt macht! Viele Gedanken hätte ich Ihnen noch mitzuteilen – doch habe ich es damit – ein Brief sollte recht kurz gefaßt sein!*«

Epikrise

Anfang November 2001 zeigt Herr D. zum ersten Mal seine Bilder und Gedichte der Öffentlichkeit. Die Ausstellung nennt er »Poesie der Schattenseiten«. Herr D. hat sich entschieden zu leben, Teil dieser Welt zu bleiben.

Ich kann nicht weiter. Doch, will ich.

Nicht müde werden
sondern dem Wunder
leise
wie einem Vogel
die Hand hinhalten.
Hilde Domin [91]

Medizinische Anamnese

Einweisungsbericht des Hausarztes: Polyartikuläre Beschwerden bei chronischer Hypercalcämie unklarer Ätiologie, differentialdiagnostisch tertiärer Hyperparathyreodismus; chronische Niereninsuffizienz unklarer Ätiologie mit leichter renaler Anämie; arterielle Hypertonie; Status nach Diskushernienoperation; Status nach Implantation einer Hüft-TP mit Rehabilitation; chronischer Pruritus unklarer Ätiologie.

Therapie

Zu groß die Wunde, zu groß das Leiden, zu gewalttätig die Erfahrungen: Wir können nur wenig tun. Zu tief die Scham, der Schrecken über alles, was das Ungeheuer Mensch der jungen Frau in der Folter, in der Gefangenschaft angetan hat. Zu schrecklich die Jahre des Arbeitslagers. ›Zerschlagen‹ ist das Mitgefühl für sich und andere, nur noch das Tier kann darauf zählen.

Sie ißt stehend: Eine erniedrigte Frau hat es nicht verdient, sich niederzulassen. Der Anfang der Therapie beginnt mit Sich-Niederlassen, bei Kaffee und Gebäck, nur einen Moment.

Eine Liebe nur gab es in ihrem Leben, die Liebe zu einem Mann, dem gleiches Leid widerfahren war. In den zwanzig Jahren der Ehe wurde kaum je über das Erlebte gesprochen. Der Raum zwischen den beiden war gefüllt von wissendem Schweigen und von vertrautem Getragensein. Wie schmerzlich, den Unterschied in Beziehungen nach dem Tod des Ehemanns wahrzunehmen! Der Zwischenraum ist jetzt gefüllt von wortloser Leere und Einsamkeit, das Schreckliche nicht mitteilbar. Schon das kaum begonnene Erzählen ist für andere nicht aushaltbar.

Zwei Jahre vor Therapiebeginn wird sie, korrekt fahrend, von einem Lichtstrahl geblendet, und schon folgt der Aufprall. Nach einigen Monaten stirbt die angefahrene gleichaltrige Frau.

Es ist nicht einmal mehr möglich, eine Anklage gegen den Himmel zu schleudern. Der Schrei verhallt im Leeren, denn Frau G. hat Gott schon lange verlassen. Den lieben Gott sowieso und vom kirchlichen, dessen Vertreter mitmischten in der Zerstörung, schon gar nicht zu reden. Wohin denn die Klage richten, den grenzenlosen Schmerz? An Menschen? An das Ungeheuer, das ihr das Ungeheure antat? Geholfen hat allein der gleich Leidende und eine anspruchsvolle Arbeit im Gesundheitswesen. Durch das Wegfallen dieser beiden Überlebenshilfen stellte sich die Frage: Wozu weitermachen? Und die Antwort lautete wie in der Erzählung *Der Namenlose* von Samuel Beckett: »Ich kann nicht weiter. Und doch will ich.«[92]

Und so lebt die äußerst gepflegte, schöne zweiundsiebzigjährige Frau in einem Einfamilienhaus-Quartier am

Rande des Dorfes mitten unter uns und fürchtet sich vor allen Feiertagen, an denen sie die Einsamkeit noch brennender quält als sonst.

Wir als Betreuungsteam bleiben beständig dabei, auch wenn uns gelegentlich harte Worte treffen. Wer in dieser Art Gewalt und Leiden erfuhr, wagt nicht mehr zu vertrauen, weder auf sich noch auf andere, wagt nur leise, schüchtern zu hoffen, daß da und dort die Beziehung von Menschen zueinander doch von Respekt und Achtung geprägt sein könnte. Den Mut zu haben, trotz aller Wunden Gewalt nicht wieder mit Gewalt – mit Gewalt gegen sich selber – zu beantworten, heißt, die Welt um eine Hoffnung reicher werden zu lassen.

Nichts ist Gift, alles ist Gift.
Alles ist nur eine Frage des Maßes.

Die vierundvierzigjährige Patientin ist mit einem um fünfzehn Jahre älteren Mann, selbständiger Handwerker, verheiratet und hat zwei Kinder, zehn und sechs Jahre alt. Die Patientin arbeitete im Geschäft mit, vor allem in der Buchhaltung, und verhinderte bisher knapp den Bankrott.

Medizinische Anamnese
Anorexia nervosa (Magersucht) ab dem fünfzehnten Lebensjahr mit ausgeprägter Verstopfung und daraus folgendem Abführmittelmißbrauch sowie sekundärer Amenorrhöe. Zusätzlich übermäßiges Wassertrinken mit Einlagerung im Körper (Polydipsie mit Ödemen). 1975 stationäre Psychotherapie mit Überwindung der *Anorexia nervosa.* 1977 Diagnose eines schweren Abführmittel- und Wassertablettenmißbrauchs mit sogenanntem sekundä-

ren Hyperaldosteronismus. Seit Jahren Migräne, in Behandlung auf der Neurologie am USZ mit folgenden Behandlungsversuchen: Sandonorm, Corgard, Stugeron, Partenelle, Tolvon, Dihydergot, Fluctine, Buspar, Tript-OH, Inderal, Trittico, Anafranil, Tegretol, Seropram, DHE-Nasenspray, Sinquan, Surmontil, Floxyfral, Tryptizol, Isoptin, Sibelium. Alle Medikamente von der geringsten bis zur übermaximalen Dosis ausprobiert, wobei jede Dosisänderung zu schwersten, länger dauernden und absolut unberechenbaren Nebenwirkungen führten. Jede Nebenwirkung bewirkte verständlicherweise mindestens einen Telefonanruf an den Hausarzt oder den Fachneurologen.

Weitere Medikamente, die gegen diverse Beschwerden genommen worden sind: gegen Übelkeit Motilium, Itinerol, Paspertin; gegen Magenbeschwerden Zantic, Antra usw.; gegen Schlafstörungen Benzodiazepine wie Xanax, Demetrin, Lexotanil; gegen Allergien Antihistaminica, Ataractica und Externa. Vom Gynäkologen diverse Östrogenversuche mit verschiedensten Mitteln sowie Cholesterinsenker verschrieben. Über all die Jahre unveränderte Einnahme von Wassertabletten wie Burinex, Aldactone, Rhefluin forte.

Über die Jahre waren folgende Ärzte involviert: Hausarzt, Dermatologe, Gynäkologe, Endokrinologe, Hals-Nasen-Ohrenspezialist, Chirurg, Neurologe sowie diverse Psychiater und Psychologen. Das Fazit aller Spezialisten: Die Patientin wird als unheilbar beurteilt.

Vorgespräch
Nach hundertvierzig Stunden ärztlicher Konsultation und dreiundzwanzig zehnminütigen Telefongesprächen im Jahr 1994 allein bei ihrem Hausarzt war für ihn und die

Patientin klar, daß es so nicht mehr weitergehen konnte und eine radikale Neuorientierung notwendig war. Die Idee, im Rahmen einer Krisenintervention im Bezirksspital Affoltern einen teilweisen Medikamentenentzug zu wagen, konkretisierte sich. Im Frühjahr 1995 fand ein Vorgespräch statt. Dazu brachte die Patientin folgende Diagnosen des Universitätsspitals Zürich mit: Polytoxikomanie bei konstitutionellen Ödemen mit Hyperaldosteronismus; Migräne/Spannungskopfschmerzen; Panvertebrales Syndrom bei Haltungsschwäche; Status nach Gebärmutterentfernung, Status nach Meniskusoperation, Status nach Nasenseptumplastik.

Die dunkelhaarige, zierliche Frau saß gut vorbereitet dem Co-Chefarzt und mir gegenüber. Im Wissen, daß Frau H. Expertin ihrer Sucht und ihres Leidens ist, akzeptierten wir das von ihr vorgeschlagene Setting. Dazu gehörte die Möglichkeit, täglich am Nachmittag zu ihren Kindern nach Hause zu gehen und zu einer festgesetzten Zeit gegen Abend ins Krankenhaus zurückzukehren. Es wurde festgelegt, welche Zuständigkeiten die einzelnen Mitglieder des Betreuungsteams besaßen; Fragen zu Medikamenten diskutierte sie zum Beispiel ausschließlich mit dem Co-Chefarzt. In panischer Angst ließ sie sich von ihm immer wieder versichern, daß an der Dosis der Wassertabletten nichts geändert würde. Was die Psychotherapie betraf, so wiederholte die Patientin ihre dem Hausarzt bereits vorgebrachte Bedingung, daß sie dazu nur während des Aufenthalts im Krankenhaus bereit sei.

Gewohnt, sich mit Ärzten und Professoren abzugeben, verhielt sie sich mir gegenüber stichelnd und leicht aggressiv, meinte denn auch, daß sie noch nie mit einer Frau gearbeitet habe und deshalb etwas verunsichert sei. Mich berührte die Tatsache, daß diese Frau, die wie ihr Bruder hatte Medizinerin werden wollen, seit sie fünfzehn war ihren Traum sozusagen in ein ›gelebtes Studium‹ umgesetzt hatte: Über die eigene Erfahrung und durch Eigenstudium hatte sie sich ein beachtliches medizinisches Wissen angeeignet.

Therapieverlauf

In den ersten Tagen gab es einige Schwierigkeiten, unter anderem war nach Auftreten der ersten Entzugserscheinungen die Medikamentenreduktion Anlaß neuer Grundsatzdiskussionen, zudem verhielt sie sich gegenüber den Pflegenden nicht gerade freundlich. Wir einigten uns auf neunzig Minuten Therapie täglich, eine beachtliche, aber wegen ihrer Geschichte angemessene ›Dosis‹. Und zum ersten Mal entdeckte die Patientin neue Wege, den Ereignissen des Lebens zu begegnen.

Ausgehend von meinen Beobachtungen im Zusammenhang mit den Wassertabletten und weil das erste Bild, das sie malte, davon handelte, arbeiteten wir am Thema Wasser. Dies führte die Patientin zu folgenden Assoziationen: »Geschlagen wie ein Hund – geprügelt – das bin ich – gebrochenes Ich – wattiert – schaumig – dumpf – gefühllos – Kontakt zur Welt stark gestört – im Innersten gebrochen – Ausdruck von Leiden – im Zusammenhang mit Essen – immer, wenn ich überleben soll, bekomme ich Wasser – mit Freßanfällen bekomme ich mindestens fünfzehn Liter Wasser auf die Waage – Meer – Moor – Alptraum – Strand – Vater – Darmverwicklung – nicht operiert – Vater läuft im Kreis im Hotel.«

Das Malen wirkte befreiend auf Frau H. Nach unseren morgendlichen Sitzungen und den medizinischen Therapien malte sie nachts in ihrem Zimmer weiter. In der vierten Therapiestunde schrie sie beim Malen plötzlich auf: »Hier ist der Film gerissen! Mein Vater filmte am Meer meinen Bruder. Dieser fiel in einen Abfalleimer. Da endet der Ferienfilm, und da endet mein glücklicher Lebensfilm. Wenig später irrte mein Vater voller Schmerzen im Hotel herum. Er starb kurz darauf. Ich habe ihn nie mehr gesehen. Ich war sein Liebling. Ich war achtjährig.« Das Wiederfinden dieser traurigen Lebenserfahrung schmerzte, Trauer und Wut wurden spürbar. Die Wut richtete sich zunehmend gegen die Mutter, die dem Mädchen nicht hatte beistehen können. Allzuoft hatte das Kind die Mutter getröstet. Nach dem Verlust des Mannes schmiedete sie das Kind an sich und bestimmte übermäßig sein Leben.

Im Bruder der Mutter fand das Mädchen einen Ersatz für den verlorenen Vater. Vom zehnten Lebensjahr an wurde es von diesem Onkel sexuell mißbraucht. Der Mißbrauch hörte erst nach sieben Jahren auf, als er bekannt wurde, die ganze Familie schwieg ihn aber tot. Die Übergriffe und deren Folgen kamen in der Therapie auf das Bild und dann zur Sprache, erstmals: »Ich wollte nie, nie Frau werden und ich wollte mich an meiner Mutter rächen. Mit dem Eßterror gelang mir beides. Zudem mußten sie sich in der Krankheit um mich kümmern. In der Krankheit konnte ich der Macht der Mutter entfliehen und selber Macht ausüben.«

Wird die Welle mich überrollen?
Wird sie mich erdrücken?
Wird sie mich an Land schleudern?

Die Erkenntnis, daß es galt, sich dem großen Leid und den Schmerzen zu stellen, statt sie mit Tabletten zu ersticken, weckte in ihr den Wunsch, die Therapie auch nach der stationären Behandlung fortzusetzen. Die Patientin hatte ein neues ›Medikament‹ kennengelernt: das Vertrauen in die eigene Substanz, in das eigene Potential. Ohne sich Illusionen hinzugeben, wagte Frau H. nach den drei Wochen zu fragen: »Und könnte es sein, daß es mir nach und nach gelänge, mich von dem Mythos, neurotisch, süchtig, krank zu sein, zu befreien?«

Standortgespräch vor dem Austritt
In Anwesenheit des Krankenhausteams und des Hausarztes wurden die bisherige Behandlung evaluiert und die weiteren Schritte erarbeitet: Die soweit planmäßig gelungene Medikamentenreduktion sollte unter der Verantwortung des Hausarztes fortgeführt werden, die Psychotherapie zunächst wöchentlich weiterlaufen, dann vierzehntägig mit einer Stunde Gespräch beim Hausarzt alternieren. Regelmäßige Besuche beim Hausarzt hatten sich bei anderen Patienten sehr bewährt: Sie befreien davon, Symptome produzieren zu müssen, um eine wichtige langjährige Vertrauensperson sehen zu können. Alle anwesenden Betreuenden erklärten sich bereit, in nicht aushaltbaren Situationen der Patientin telefonisch beizustehen. Dieses Angebot wird nach unserer Erfahrung selten genutzt, wenn das aufgebaute Netz genügend stark ist, genügend Sicherheit bietet.

Ambulante Therapie
Wesentlicher Bestandteil unserer Therapiestunden waren von zu Hause mitgebrachte Bilder. Die folgenden Bei-

spiele zeigen, wie Frau H. malend sich selbst durch die einzelnen Themenkreise führte, wie sie malend lernte, ihre Befindlichkeit wahrzunehmen, statt sie mit Medikamenten zu betäuben.

Phasenweise nahm der Ehemann an den Therapiesitzungen teil oder kam zu Einzelstunden, um die Entwicklung seiner Frau nachvollziehen und die Veränderungen in der Beziehung laufend bearbeiten zu können.

Die Therapie ist bisher erfolgreich verlaufen. Die Zahlen zeigen das eindrückliche Bild einer nachhaltigen Entwicklung, von der anfänglichen Intensität bis zur späteren Erholung. Die Patientin nimmt keinerlei Medikamente mehr, hat nur noch gelegentlich Migräne, zur Behebung der Beschädigung durch die Anorexie hat sie eine langwierige Zahnkorrektur durchführen lassen.

Inanspruchnahme ambulanter Leistungen

In Worten der Patientin
»*Rückblickend kann ich sagen: Vieles hat sich seit Beginn der Therapie verändert. Zur Zeit komme ich ohne Hilfe aus. Manches ist aber geblieben, zum Beispiel meine große Sensibilität. Ich habe aber gelernt, besser damit umzugehen, sie sogar oft positiv zu nutzen. Ich habe in der Therapie auch gelernt, daß alles seine Vor- und Nachteile hat. Daß man sich aber vor den Nachteilen in acht nehmen und die Vorteile nutzen kann. So wurden viele meiner vermeintlich ›schlechten‹ Veranlagungen auch Stärken, auf die ich heute stolz bin. Und aus einem Menschen, der sich selbst haßte, wurde ein Mensch, der sich auch liebt und achtet.*

Heute getraue ich mich deshalb viel öfter, ›Nein‹ zu sa-

gen, anstatt zu schlucken und dann körperlich zu reagieren. Ich habe auch gelernt, daß Schmerz und Krankheit nicht nur etwas Schreckliches sind, sie gehören heute zu meinem Leben wie die Gesundheit und das Schöne auch. Für mich sind Schmerz und Krankheit die Stimme meines Körpers, der ich zuzuhören versuche, um anschließend zu entscheiden, wie und in welcher Form ich damit umgehe. In Gegensatz zu früher versuche ich heute nicht mehr, Schmerz und Krankheit einfach zuzudecken, und schon gar nicht mehr mit diesem Übermaß an Medikamenten wie vor ein paar Jahren noch. Auch hier gilt mein Motto: ›Nichts ist Gift, alles ist Gift, Gift ist eine Frage der Menge.‹ Ich bin mir bewußt, daß das Leben immer wieder gute und schlechte Tage oder gar Wochen oder Monate haben wird. Ich habe aber die Möglichkeit zu wählen, wie ich mit den Schwierigkeiten umgehe. Meist stelle ich mich den Problemen, manchmal bin ich aber auch schwach und verkrieche mich. Ich genieße es sehr, diese Wahl zu haben, sie vermittelt mir das Gefühl von Freiheit und Unabhängigkeit. Die verschiedenen Wege, eine bestimmte Situation anzugehen, nehmen ihr oft den allzu tierischen Ernst und bringen auch etwas Spielerisches ins Leben.

Natürlich weiß ich, daß auch ich wieder in ein Loch fallen könnte, aus dem ich nicht mehr selbständig herauskomme. Ich weiß aber auch, daß zur Zeit Leute da sind, die mich jederzeit wieder unterstützen würden. Allein dieses Bewußtsein hilft mir, mit vielem fertigzuwerden. Die neue Freiheit, die ich durch die Therapie gewonnen habe, bedeutet mir unendlich viel. Um sie behalten zu können, werde ich mir in einer Notsituation sicher wieder Hilfe holen, statt zu riskieren, nochmals von einer Sucht beherrscht und ›versklavt‹ zu werden.«

Fahrt über die Pässe
oder Reise durch das Leben

Eintrittsgrund
Fahrradunfall; Befund: subtrochantäre Femurfraktur.

Vorgeschichte
Geplant war, mit den Radfahrerkollegen über die Pässe zu fahren. An diesem Tag macht er eine Vorbereitungsrunde. Er fährt einen achtjährigen Knaben an und liegt mit einem Oberschenkelbruch im Krankenhaus.

Auch wenn der Rollstuhl eine gewisse Mobilität ermöglicht, so fühlt sich der bewegungsbegeisterte Fünfzigjährige allein beim Gedanken, daran gefesselt zu sein, wie im Gefängnis. Nervosität, Aggression und Schlaflosigkeit plagen ihn, woraus sich zunehmend Schwierigkeiten auf der Abteilung ergeben. Von den Pflegenden und Ärzten werden ihm unser Modell und die Psychotherapie vorgestellt und empfohlen. Einerseits, um Möglichkeiten der Beschäftigung zu finden, andererseits, um der Frage nachzugehen, wie der Unfall, das Ungeplante, sich in sein Leben einfügt.

Therapie
Ich treffe den auf den Rollstuhl gebannten Sportler zu einem ersten Gespräch in seinem Zimmer. Er empfängt mich freundlich und gleichzeitig kritisch prüfend. Aus seiner Haltung spricht »Schaden kann mir diese Therapie nicht, ich sitze ja sowieso nur herum und habe Zeit«, und wie er mir später gesteht, hat er sich auch vorgenommen: »Ich werfe die Therapeutin sofort raus, wenn sie mir nicht paßt.« Die Stunde endet mit seiner Meinung zur Thera-

pie: »Sie ist dann gelungen, wenn ich bei Austritt finde, diese Tage waren für mein Leben ebenso wichtig, wie über die Pässe zu fahren!«

Ungeplantes haßt er, für ihn ist es essentiell, die Ereignisse unter Kontrolle zu haben. Ehrlich, direkt und offen, auch wenn es andere verletzt, die Meinung muß gesagt sein, lautet seine Devise. Ausweichen erträgt er nicht. Seine drei Kinder aus erster Ehe, junge Erwachsene, melden sich kaum bei ihm, seit er nicht mehr zahlen muß – damit hat er sich abgefunden. Tat schon weh früher, aber auch sein Vater findet, weitere Bemühungen seien hoffnungslos.

Seine jetzige Frau, viel jünger als er, werde ihn im Krankenhaus nicht besuchen. Sie komme nicht gerne in diese Räume, vielleicht telefoniere sie einmal, man könne nicht zuviel verlangen. Würde sie einen anderen finden, sie ginge sofort. Schon einmal habe sie es versucht: Der andere habe sie dann betrogen, er habe sie zurückgenommen.

Hat er seine Frau damals vermißt, sich auf ihr Zurückkommen gefreut? Ja, ja schon, ich habe auch ihre Schulden bezahlt, doch, doch, ich habe sie vermißt, aber gut, das Leben hat sie ja gelehrt, daß sie bei mir alles hat ... Die Frage »Lieben Sie sie« löst Verstummen, Verlegenheit, Unsicherheit aus. Sie zielt zu direkt in die Welt der Gefühle.

Wie so oft geschieht etwas, das sich im nachhinein als Schlüssel zu seiner Lebensgeschichte erweist. Der Patient, der in der Nacht weiterhin nicht schlafen kann und zwischen dem Gang und dem Aufenthaltsraum hin- und herrollt, erlebt mit, wie eine italienische Großfamilie ihren sterbenden Vater durch die Nacht begleitet, wie sie einander beisteht. Mit dem einen Sohn hatten sich schon in den Tagen zuvor Gespräche ergeben, dieser hatte sich immer wieder zu ihm neben den Rollstuhl gesetzt und über die Familie und das Geschehen im Zimmer erzählt.

»An meinem Sterbebett würde niemand stehen.« Eine tiefe Einsamkeit wird spürbar: Als er achtjährig war, starb seine Mutter an Krebs. Sie starb nicht alleine: Der Mann, die Schwester und ihre Mutter waren bei ihr, ja, sogar seine um zwei Jahre jüngere Schwester. Ihn hatte man in den letzten Lebenstagen der Mutter in ein Kinderheim gebracht, da die Großmutter nicht beide Kinder betreuen konnte. An jenem Sonntag, dem Todestag der Mutter, wurde er in das Büro des Heimleiterehepaares gerufen. Die Frau legte ihm die Hand auf die Schulter und teilte ihm mit, daß die Mutter gestorben sei. Sie sei nett gewesen, dann habe er wieder gehen können.

Und dann, was dann? Dann war im Heim Alltag, und von der Familie hat er auch einige Tage nichts gehört. Die hatten ja mit der Beerdigung zu tun, meint der heute Erwachsene. Aber das Kind? Wie ging es dem Kind?

Hat die jetzt im Krankenhaus wahrgenommene Einsamkeit, die aufsteigende Traurigkeit etwas mit dem Kind zu tun? Der Erwachsene kann das zwar ›denken‹, hingegen ist es ihm nicht möglich, nachzuempfinden, wie das Kind sich gefühlt hat: »Ich nehme nur eine Wand in mir wahr.« Die ›Wand‹ wird im weiteren Verlauf der Therapie zum Code, der mitteilt, daß der Weg zu den Gefühlen versperrt ist.

Der Knabe blieb, noch einige Monate im Heim. Ab und zu durfte er zur Großmutter und zur Schwester. Die Großmutter war lieb, und am Abend setzte sie sich an sein Bett und erzählte Geschichten. Das habe ihn an die Mutter erinnert. Diese habe auch immer Geige gespielt, sonst wisse er nicht mehr viel, außer, daß sie schön gewesen sei, das sehe er auf den Photographien. Spät erst, dann aber immer wieder, sei er zum Grab der Mutter gereist. Der Vater habe ziemlich bald wieder geheiratet und die Kinder zu sich genommen. Alles sei streng, aber korrekt verlaufen.

Ist das für einen Knaben nach dem Verlust und der einsamen Zeit genug, ist das generell genug für ein Kind? Er sei auf jeden Fall gut herausgekommen, wie ich ja feststellen könne. Mit diesem Satz läßt er mich, das heißt diejenige, die sich im Moment in das Kind einzufühlen versucht, an seiner inneren Wand aufschlagen.

Und wie oft schlägt seine Frau an dieser Wand auf? Immerhin steht auch die zweite Beziehung kurz vor dem Scheitern.

In der letzten Therapiestunde vor seinem Austritt überbringt mir der Patient »Grüße von der Frau«, sie sei dankbar, daß ihr Mann die unerwartete Chance einer Therapie angenommen habe, das gebe ihr Hoffnung auf eine Veränderung, die die Ehe retten könne. Die vierzehntägige Reise ins Innere kann neben der Paßfahrt bestehen.

Während der Therapie wurde deutlich, wie bedeutsam die Vorgeschichte auch bei einem unspektakulären Unfall ist und wieviel wahrgenommen werden kann, wenn die Bereitschaft dazu da ist und der entsprechende Raum dafür angeboten wird. Noch eindeutiger erscheint die Notwendigkeit eines Therapieangebots, wenn sich langsam die Vorzeichen herausschälen: Bis drei Jahre vor dem Unfall keinerlei Krankheiten, sportlich, gesund. Nachdem er jedoch in Kenia Opfer eines Raubüberfalls geworden war, brauchte er lange medizinische Behandlung, einige Monate später mußten Nierensteine kuriert werden, dann folgte der beschriebene Unfall.

Ein paar Monate später kommt Herr M. wieder ins Krankenhaus, um die Schrauben entfernen zu lassen. Erneut setzt er sich in der Therapie mit seiner ›Wand‹ auseinander. Diesmal steht die Ehe im Vordergrund, so daß über den stationären Aufenthalt hinaus sowohl Einzel- wie auch Paargespräche stattfinden. Bei beiden besteht der große Wunsch, die Beziehung zu erneuern, um nicht nur aus Gewohnheit zusammen alt zu werden. Keine medizinischen Vorfälle mehr.

Epikrise

Eineinhalb Jahre danach beschreiben beide aus ihrer Sicht die Situation in Stichworten.

Herr M.: »*Therapie nicht nur als Zeitvertreib; täglich Aufgaben (Malen von Ereignissen); hat mir doch einiges vor Augen geführt; Glück, daß meine Frau später auch eine Therapie durchführen konnte; neutrale Beratung aus anderer Sicht; braucht Bereitschaft zur Mitarbeit, sonst bringt's nichts; Auseinandersetzungen, Streit werden klar besser bewältigt.*«

Frau M.: »*Ist offener geworden; war vor der Therapie unantastbar; fand Gefühle zeigen etwas Schwaches; kann mit Gefühlen besser umgehen und sich selber welche eingestehen; ist weicher geworden, oft nicht mehr so stur wie früher; vertraut mehr auf sein Leben; dank diesem Therapieangebot hat er zum ersten Mal in seinem Leben Vertrauen gewonnen zu einer anderen Person, obwohl er anfangs sehr kritisch war; durch seine Therapie haben wir beide vieles voneinander erfahren (Familiengeschichte), was sehr wichtig für unsere Beziehung war; ohne diese Arbeit hätte man sich früher oder später getrennt; wir haben gelernt, mehr zu vertrauen, einander mehr zu schätzen und etwas besser zu kommunizieren –*

dieses Thema muß unbedingt weiter behandelt werden, kleine Erfolge sind bereits spürbar; hat gelernt, auch meine Meinung zu akzeptieren, und ich habe gelernt, mich mehr durchzusetzen; das allerbeste für mich ist, daß er das Therapieangebot angenommen hat, bis jetzt hat sich die Arbeit auf jeden Fall gelohnt.«

Unerhört! Ungehört ...

Eintrittsgrund
Motorradunfall, schwere Beinverletzung.
Anmeldung zum Debriefing* in der Psychotherapie.

Debriefing
Herr R. hätte seinen Dienst – Mittelschicht – antreten müssen, hätte danach sein Haus aufräumen müssen, für seinen fünfzehnjährigen Sohn, der seit zwei Jahren mit der Mutter im Ausland lebt und für zwei Wochen zu Besuch kommt, alles vorbereiten müssen. Herr R. hätte besser aufpassen müssen, wie der Traktorfahrer auf dem Unfallplatz brüllte. Herr R. sollte, hätte, müßte ...Was er sicher nicht sollte, ist jetzt zwei Tage vor der Ankunft des Sohnes im Krankenhaus liegen. Was er sicher auch nicht sollte, ist bei der Arbeit ausfallen, da er wegen der Rheumaschübe schon zu oft gefehlt hat. Was er ebenfalls nicht sollte, ist von der Pflege einen Dienst annehmen, da sie doch sehr viel zu tun haben, wie er als ehemaliger Pfleger ja weiß. Was er nicht oder nur unter größten Ängsten kann, ist sich berühren lassen. Jede Untersuchung – eine Qual. Er

---

* Gesprächstechnik zur Verarbeitung und Bewältigung von traumatischen Ereignissen in einer Sitzung frühestens nach zweiundsiebzig Stunden; dient dazu, Wege aufzuzeigen, wie die durch das Trauma außer Kraft gesetzte Bewältigungskompetenz wiederhergestellt werden kann.

hätte eben aufpassen müssen, und jetzt müsse er heim.

Ich entscheide, die strukturierte Befragung eines Debriefings vorerst nicht durchzuführen, sondern dazu beizutragen, daß sich der Patient auf eine längere Zeit im Krankenhaus einstellen kann, und organisiere Notwendiges. Der Patient ist direkt vom Unfallplatz in zerrissenen Motorradkleidern eingeliefert worden. Es gibt niemanden, der ihm das Nötigste hätte bringen können. Nur mit der älteren Nachbarin spricht er gelegentlich, aber er will sie keinesfalls belasten. Bis zur nächsten Begegnung sind die praktischen Angelegenheiten erledigt. Den Patienten plagen nun Entlassungsängste, zudem weiß er nicht, wie der Unfall passieren konnte. Ich erkläre ihm Grund und Ablauf eines Debriefings, das wir mit seiner Einwilligung beginnen.

Zwei Beobachtungen gehen mir besonders nahe. Die eine: Möglicherweise ist dem Patienten auf dem Unfallplatz von den Mitbeteiligten zu Unrecht die Hauptschuld zugewiesen worden. Und obwohl er dies merkte, hatte er sich nicht wehren können. Die andere: Fast jede Aussage leitet er mit dem gleichen Satz ein. Dieses ›Wenn ich so sagen darf‹ löst in mir Ärger und Mitleid aus. Bilder eines kauernden, seine Arme schützend über den Kopf haltenden Menschen steigen in mir auf.

Als ich ihm meine Beobachtungen, und was sie in mir auslösen, mitteile, als ich das Kauern nachahme, schaut mich der Patient zum ersten Mal ohne schüchterne Zurückhaltung an. Er blickt mir direkt in die Augen. Wir schweigen beide. Sein Blick wirkt prüfend, mich prüfend, sich fragend, ob er mir vertrauen kann, ob er mir erzählen soll. Ich dränge ihn nicht. Einen Teil seiner Geschichte habe ich ohne Worte ›verstanden‹.

Das Debriefing ist zu Ende, der Patient für das nächste Polizeiprotokoll vorbereitet. Ob das, was er verbirgt, zu einer Therapie führen soll, bedarf einer bewußten Wahl. Wir vereinbaren einen Termin zwei Tage später, um genügend Zeit für die Klärung zu lassen. Der Patient entscheidet sich, sein Schweigen zu brechen; er will erfahren, ob das Mitteilen der Last wirklich Entlastung zu bringen vermag.

Therapie

Unter großen Schmerzen schildert er das Leiden kleiner Kinder, das zwanzig Jahre dauerte, und erst durch das mutige Vorgehen einer Kirchenpflegerin, die ihre unguten Gefühle ernst nahm, beendet wurde.

Das unehelich geborene Kind kommt sofort nach der Geburt in ein Waisenheim. Mit vier wechselt er in das Haus der größeren Kinder, und das bedeutet, in die Hölle zu wechseln. Ein unglaublich sadistisches Umgehen mit dem Knaben, eine Quälerei rund um die Reinlichkeit, stundenlanges Eingesperrtsein in der Putzkammer. Mich wundert die Frage ›Wenn ich so sagen darf‹ nicht mehr.

Nach der Heirat der Mutter darf der inzwischen neunjährige Knabe zu ihr ziehen. Eine Freude von kurzer Dauer: Die Eltern trinken, und der Stiefvater schlägt den ›Rivalen‹ und auch die Mutter, wenn sie sich für ihn einsetzen will. Am Tisch muß er bis zum zwanzigsten Geburtstag immer vor sich hin schauen und darf kein Wort sagen. Trotz dieser Verletzungen überlebt er und schafft es aus eigenen Kräften, eine Ausbildung zum Pfleger abzuschließen, seinen Beruf auszuüben, eine Ehe einzugehen und eine Familie mit zwei Kindern zu gründen.

Es bleibt keine Zeit, seine Geschichte bis zur Trennung

von seiner Frau weiterzuerzählen; die vierwöchige medizinische Behandlung ist zu Ende. Nur kurz erwähnt der Patient noch, daß sie den Tod des dritten Kindes nicht verkraftet habe und in ihre Heimat zurückgereist sei. Dieses Verlassenwerden rührt an den alten Wunden. Außen plagt Rheuma und innen die Entwertung der eigenen Person. Er hat es gewagt, mir das ihm aus dunkelsten Möglichkeiten des Menschseins zugefügte Leiden zuzumuten. So haben wir intensiv daran arbeiten können, die Schuld, die Scham, die Entwertung dorthin zu wenden, wo sie hingehört: zu den Tätern.

Einige Monate später steht in seinem unerwarteten Weihnachtsbrief: »*... Diese schmerzlichen Stunden haben mir persönlich sehr viel gegeben, ja mein Leben verändert.*«

Epikrise
Ein Jahr später: Erneuter Eintritt ins Krankenhaus zur Entfernung der Schrauben, Weiterführung der Psychotherapie. Diesmal schreibt der Patient die Erlebnisse der Kindheit und der Jugend auf, um sie, wie er sagt, endgültig im Krankenhaus zurückzulassen.

Gesund oder krank?

Der siebzigjährigen Bäuerin, Mutter von zehn Kindern, eingewiesen zur Abklärung von Thoraxschmerzen, wird die Psychotherapie zur Behandlung der zusätzlich zu den Schmerzen erkennbaren depressiven Verstimmung vorgeschlagen. Medikamente will die Patientin nur sehr ungern einnehmen, aber für einen Erstkontakt in ihrem Zimmer erklärt sie sich bereit. Im Gespräch nehme ich auf ihr anfängliches Zögern Bezug, nicht zuletzt um zu erfahren, ob sie vor allem den Chefarzt durch eine Ablehnung nicht habe brüskieren wollen. Frau A. lacht, das könne bei ihr durchaus sein, schließlich sei sie ja nur eine Bäuerin. Meine Ergänzung, sie sei eine Bäuerin, die zehn Kindern das Leben geschenkt habe, beachtet sie zu diesem Zeitpunkt nicht. Sie erklärt mir den wahren Grund ihres Zögerns. Wenn die Therapie etwas mit Psychiatrie zu tun habe, dann würde es im Dorf heißen, sie spinne, was sie ja nicht tue. Oder etwa doch? Wenn die Therapie stattfinden könne, ohne daß das bekannt würde, dann möchte sie gerne einmal einiges aus ihrem Leben erzählen, denn sie habe noch nie über sich gesprochen.

Ihr Wunsch nach besonderer Diskretion wird sowohl der Ärztin wie den Pflegenden mitgeteilt. Sollte im Laufe der Therapie eine für alle Disziplinen wichtige Frage auftreten, soll sie in Anwesenheit der Patientin im Team besprochen werden. Der sorgfältige Schutz der Therapiesituation erweist sich als die zwingende Voraussetzung dafür, daß die Patientin ohne Angst von sich erzählen kann.

Im Therapieraum sitzen wir einander zugewandt in den leicht wippenden Stühlen. Die kleine Bäuerin mit ihrem gekrümmten Rücken wagt kaum zu sprechen und fragt noch einmal, ob ich nichts Wichtigeres zu tun habe. Meine Frage, ob sie lieber gehen möchte, verneint sie eindeutig. Und so entwickelt sich über die nächsten zwei Jahre hinweg in dreiwöchentlich stattfindender ambulanter Therapie eine intensive Beziehung, die zu Herzen geht.

Die Therapie findet ausschließlich in Form von Gesprächen statt. Diese Frau hat in ihrem Leben vieles mit ihrer Hände Arbeit zustande gebracht, ist hinreichend schöpferisch tätig gewesen. Was ihr hingegen fehlte, war das Gespräch, der verbale Austausch. Trotzdem frage ich ab und zu nach, ob sie nicht einmal malen möchte oder ob wir zusammen musizieren wollen. Lange lautet die lächelnde Antwort: »Ein anderes Mal.«

Sie hat immer im gleichen Dorf gelebt, nun muß sie mit ansehen, wie ihre Arbeit zerfällt. Die Übergabe des Hofes an die Jungen war viel zu früh erzwungen worden, jetzt geben sie schrittweise auf, vor kurzem sind auch die Tiere ohne Vorankündigung weggegeben worden. Das löst in ihr einen fast unerträglichen Schmerz aus. Der Ehemann hat die Änderung nach einiger Zeit akzeptiert, schon früher, in schlimmen Lagen, hatte er mehrmals an Aufgeben gedacht. Sie aber fand immer wieder Wege, die Suppe zu verlängern, in der Nacht flickte sie Kleider zusammen, half auch noch selber auf dem Feld, alles, um auf dem Hof zu überleben.

Sie war immer wieder schwanger und hat doch Tag und Nacht gearbeitet. Nie ist sie außer Haus gewesen. Im Kirchenchor des Dorfes mitgesungen, das hätte sie gern. Zweimal war sie hingegangen, dann schob die im Hause lebende Schwiegermutter den Riegel vor: Eine verheiratete Frau gehöre nicht in den Chor, die habe zu Hause zu bleiben. Daß die Schwiegermutter sich weigerte, am Abend die Kinder zu hüten, hat ihr die Erfüllung des einzigen Wunsches, den sie je äußerte, verunmöglicht. Nie, in keiner Situation, hätte sie es gewagt, sich zu widersetzen, auch nicht in der Sexualität. Die Frau sei dem Manne untertan, habe sie gelernt, und so hätten auch die anderen Frauen im Dorf gelebt.

Glücklich sei sie aber zum Beispiel bei der Kartoffelernte gewesen. Die Kinder mußten natürlich mithelfen, bei der Arbeit hätten sie oft zusammen gesungen. Immer wieder kommt der Schmerz hoch, daß der Hof zerfällt. Man könnte davon leben, sie seien doch mit viel weniger ausgekommen, meint die Bäuerin. Alle Kinder sind inzwischen erwachsen, berufstätig, haben eigene Familien und wieder Kinder. Reicht das nicht? Verzweifelt klagt sich die Bäuerin an, weil sie sich so undankbar zeige und unfähig sei, den Zerfall des Hofes hinzunehmen. Ich vermute, daß es hier nicht ausreicht, nur den Machtaspekt durchzuarbeiten, die Erfahrung, daß die einst alles in Hof und Familie bestimmende Bäuerin ihre Rolle verloren hat.

Sie sieht, wie geerntete Kartoffeln liegengelassen werden und verfaulen, und sie weint. Sie kann damit nicht leben. »Ich kann diese Zeit nicht mehr ertragen« – die Frau, gewohnt, aus wenig ein Essen für zwölf Personen zu kochen und lieber selber etwas hungrig zu bleiben, kann nicht verstehen, wie überall Unachtsamkeit und Verschwendung dominieren. In ihrer Familie findet sie kein Gehör. »Du kannst es nicht ändern. Hör auf, darüber nachzudenken«, ist der Ratschlag des Ehemanns, der keine Gespräche wünscht und jeden Abend vor dem Fernseher sitzt. Daran konnte auch der Versuch eines Paargesprächs nichts ändern. Und so schweigt die Bäuerin in der Familie und denkt darüber nach, ob sie in den Fluß gehen soll, ob ihr Weggehen nicht für alle eine Erleichterung wäre. Der Gedanke an den Tod birgt für sie keinerlei Schrecken oder Angst, Tod heißt für sie Frieden finden. Alldem gehen wir in der Therapie in aller Offenheit nach, schließlich lautet die Antwort: »Ich kann es nicht tun.« Sie findet neue Aufgaben, vor allem eine Enkelin betreffend.

Zunehmend finden wir zu einem Hauptthema: Wer ist gesund und wer ist krank? Ist unsere Konsumgesellschaft gesund und der daran leidende Mensch krank? Könnte es nicht umgekehrt sein? Als einzelne könne sie sich gegen diese Entwicklung nicht wehren, also sei jede Bemühung sinnlos. Das wiederholt sie immer wieder, und so kommen wir auf die Bedeutung des einzelnen in der Gesellschaft zu sprechen. Die Devise des Philosophen Kant, daß jeder sich so zu verhalten habe, daß die Vervielfachung des eigenen Verhaltens eine bessere Welt ergäbe, leuchtet ihr ein.

Ob sie sich in Zukunft erlauben wird, gemäß ihren eigenen ethischen Regeln zu leben und ihre Auflehnung zu akzeptieren? Ich wünsche es ihr.

Epikrise

In der knappen Zusammenfassung kann der besondere Gesprächsverlauf und -stil nicht dargestellt werden. Alles mußte sehr langsam und behutsam vonstatten gehen, beinahe wie ein organischer Prozeß. Bestimmende Themen erhielten in geduldig umwegigen Auseinandersetzungen ihre klare Form. Stundenlang mußte im ehemaligen Bauernhaus, Holzstück um Holzstück, der einzige Kachelofen befeuert werden, bis die Räume sich erwärmten. Schnelles Heizen durch technischen Knopfdruck war der Bäuerin fremd. In den vielen Schwangerschaften, im Aufwachsen ihrer Kinder, im Einklang mit den Rhythmen bäuerlicher Kultur (Pflanzen – Wachsen – Ernten) hatte sie zu existieren gelernt. Alle drei Wochen eine Stunde Therapie erachtete sie darum als hinreichend, sie brauche Zeit, um das Erfahrene für sich reifen zu lassen.

3.7. Schwierigkeiten und Grenzen

»Konkrete Entwürfe können – genauso wie das Leben – nicht ausschließlich auf vorgefaßten Plänen basieren. Sie unterstehen einem dynamischen Prozeß, müssen – in steter Interaktion mit der Realität – in unzähligen Experimentierschleifen angepaßt, erweitert oder wieder begrenzt werden.« So haben wir es zu Beginn dieses Buches formuliert. Dahinter steht die täglich gelebte Praxis und all ihre Interaktionen mit den uns anvertrauten Patienten, den Mitarbeitern, aber auch den Freunden, anderen Fachpersonen, Publikationen und Vorträgen. Damit aber ein Modell in konkrete Experimentierschleifen mündet, bedarf es einer vorgängigen Vision. Die Vision gleicht einer Verliebtheit, die einen trifft und überwältigt und alles plötzlich einfach, klar und fraglos erscheinen läßt. Wie die Verliebtheit zerbricht die Vision fast gesetzmäßig an der Alltagsrealität. Ein Grundmuster menschlichen Lebens, dessen Sinn darin liegt, uns durch eine erste Begegnung und Bewegung eine Ahnung von dem zu vermitteln, worauf das Ganze zielt, wie die Sache gemeint ist, wie sie idealerweise zu verstehen wäre. Als Aufgabe bleibt dann, nach der Ernüchterung im Alltag, die Ahnung festzuhalten und sich Schritt für Schritt vorwärts dorthin zurückzuarbeiten. Nur so können Visionen umgesetzt werden. Auf diesem Weg des Anpackens und Umsetzens treten unweigerlich Schwierigkeiten und Grenzen auf.

Betrachtet man diese Schwierigkeiten und Grenzen, sind verschiedene Aspekte zu unterscheiden. Bei diesen Unterscheidungen gilt natürlich wie immer, daß solche Abstraktionen nicht ein Spiegel der Wirklichkeit sind, sondern vor allem aus arbeitstechnischen Gründen vorgenommen werden. Im Alltag finden sich alle Aspekte zeitgleich und in gegenseitiger Beeinflussung.

a) Schwierigkeiten und Grenzen
bei sich selbst

Vielerlei Schwierigkeiten entstehen in einem selbst. In erster Linie der Selbstzweifel, der die Vision und Ahnung verblassen läßt und entmutigt. Die narzißtische Angst zu scheitern. Die große Arbeit, die ohnehin im Klinikalltag zu leisten ist. Warum sich noch mehr aufladen? Die doppelte Aufgabe stellt mehr als doppelte Anforderungen: Das Gängige sollte besonders gut erledigt und bewältigt werden. Wer etwas ändern will, wird immer mit geschärften Blicken beurteilt. Und das Neue will immer wieder geweckt, gepflegt und entwickelt werden, wenn es nicht ersticken soll. Schließlich muß die Brücke geschlagen werden zwischen diesen zwei scheinbar getrennten Welten, die nicht selten dazu tendieren, sich gegenseitig zu mißtrauen oder sogar zu verachten.

b) Schwierigkeiten und Grenzen
im politischen Umfeld

Veränderungen sind nur möglich, wenn sie durch ein vorhandenes Unbehagen gefördert werden. Doch selbst wenn das zutrifft, sind die Widerstände der normalen Praxis groß und hartnäckig. Aus Sicht des Bestehenden ist die Scheu vor dem Neuen natürlich leicht zu verstehen, da Veränderung immer mit einem Abbau seiner Macht verbunden ist. Dazu kommt, daß in der Phase der Veränderung stets eine gewisse Unordnung entsteht, die Verunsicherung schafft, ähnlich wie in einer individuellen Lebenskrise. In gesellschaftlich sensiblen Bereichen, wie es das öffentliche Gesundheitswesen ohne Zweifel ist, geht niemand leicht das Risiko von Unordnung ein, das Neue könnte ja auch scheitern. Eine schmerzlose Integration des Neuen ins Bewährte ist nicht ohne weiteres möglich, und wenn sie möglich ist, dann verzehrt sie meistens besonders viele Ressourcen. Das ist natürlich eine schlechte Voraussetzung, wenn das hauptsächliche Unbehagen, das für Veränderungen empfänglich macht, nichts anderes als gerade die Knappheit von Ressourcen ist. Aus alldem folgt zweierlei: Erstens muß der Mehraufwand von denen getragen werden, die etwas Neues vorschlagen und umsetzen wollen. Zugleich muß, zweitens, der Stand des Bisherigen garantiert sein, was zur Folge hat, daß die Umsetzungsarbeit langsam und vorsichtig zu geschehen hat. Allein wenn diese zwei Bedingungen erfüllt sind, wird man erfolgreiche Überzeugungsarbeit auf dem politischen Feld zu leisten imstande sein.

c) Schwierigkeiten und Grenzen
bei der Kommunikation einer Vision

Die Kommunikation einer Vision ist einfach und schwierig zugleich. Einfach, weil sie den Reiz des Neuen auf ihrer Seite hat und weil eine Vision sich nicht – noch nicht – um die Probleme des Alltags zu kümmern braucht. Schwierig, weil die Vision sich eben gerade nicht auf faktische Erfolge stützen kann und immer in Konkurrenz zu herge-

brachten Wünschen steht, die durch ihre Unmittelbarkeit handfester, greifbarer und dringlicher erscheinen.

Die Vision ist somit nicht nur auf die Überzeugungskraft ihrer Verfechter angewiesen, sie bedarf auch der wohlwollenden Intuition der anderen, die sie akzeptieren, aber auch zu Fall bringen können. In diesem Punkt stand das Modell Affoltern unter einem günstigen Stern. Nicht selten sind neue Ideen bereits auf der ersten Stufe der Kommunikation, also auf der Ebene der Leitung des Krankenhauses oder der Betriebskommission, zum Scheitern verurteilt. Auf der nächsten Stufe, der Ebene der Gesundheitsdirektion, hat sich die Situation im Kanton Zürich inzwischen insofern geändert, als Vorschläge, die innerhalb eines bewilligten Globalbudgets realisierbar sind, keine Diskussionen auslösen. Das bedeutet freilich auch, daß neue Vorstellungen nur sehr bescheiden und in kleinen Schritten umgesetzt werden können.

d) Schwierigkeiten und Grenzen innerhalb des Betriebes

Das Problem der Kommunikation wird erst recht nach innen dringlich, weil sich das neue Modell auf den verschiedenen Ebenen unterschiedlich darstellt. Dazu kommen die in einem Krankenhaus strukturbedingten häufigen Stellenwechsel im Bereich der Pflege, der Assistenzärzte sowie teilweise auch der Oberärzte. Alle sind geprägt von einer Ausbildung, die das Modell und die es leitende Vision nicht kennt. Zudem sind viele jung und idealistisch, tragen eigene Vorstellungen in sich, die sie verwirklichen möchten. Wenn auch manches davon gewinnbringend ins

Gesamtkonzept einzubauen ist, kann doch nicht alles berücksichtigt und integriert werden. Die ›neue Pflanze‹ darf nicht beliebig einmal nach rechts und dann wieder nach links gezogen werden. Mit anderen Worten: Es braucht Kontinuität.

Ein weiterer Aspekt sind die erhöhten Anforderungen, die Neueinführungen mit sich bringen. Daß Mehrarbeit erbracht wird, ist nicht selbstverständlich und nicht von vornherein zu erwarten. Nur über die Begeisterung für eine gemeinsame Sache kann dazu motiviert werden. Im Einsatz um die Sache droht zudem der Einsatz für diejenigen, die ihn leisten, zu kurz zu kommen. Wer bei einer solchen Vision mitmacht, erwartet zu Recht, daß durch sie nicht nur der Umgang mit den Patienten, sondern auch mit sich selbst verbessert wird.

Obschon das alles selbstverständlich scheint, gehört es zu den Schwierigkeiten und Grenzen. In der Hektik geht nämlich der eine oder andere Aspekt immer wieder verloren, andererseits ist man ständig mit den eigenen Grenzen konfrontiert. Schließlich sind die grundsätzliche Zustimmung zu einer Vision und die tatsächliche Arbeit an ihrer Verwirklichung nicht das gleiche. Wird die Vision nicht aktiv ins eigene tägliche Handeln einbezogen, bleibt sie etwas Außergewöhnliches, das gerade deshalb nie die Möglichkeit hat, selbstverständlich und normal zu werden. Kommunikation einer Vision heißt deshalb nicht nur mitteilen, erläutern und erklären. In der Kommunikation muß man auch fähig sein, das Feuer in anderen zu entfachen, damit jeder auf seine Weise in das Neue hineinwachsen kann und mit seinen individuellen Eigenschaften beginnt, die Vision den Patienten und Mitarbeitern gegenüber zu leben.

e) Schwierigkeiten und Grenzen
bezogen auf die Patienten

Auf der Stufe der Patientenarbeit gibt es zwei Arten von Grenzen. Die eine betrifft die Bedürfnisse oder vielmehr Wünsche des Patienten. Will er überhaupt sein Kranksein anders als funktional sehen? Will er überhaupt Fragen stellen, die über das Niveau des konkreten Ablaufs und die medizinische Grundinformation hinausgehen? Und werden solche Fragen gestellt, heißt das noch nicht, daß sie mit der Pflege, den Ärzten, den Psychotherapeuten oder dem Seelsorger besprochen werden wollen. Diese Grenze ist zu respektieren. Zur Vision gehört ja gerade die Wahrnehmung des jeweiligen Menschen in seiner aktuellen und spezifischen Situation.

Schwieriger wird es, wenn in der therapeutischen Situation eine Blockade auftritt, wenn sich der Patient die Lösung seiner Probleme gleichsam auf der falschen Ebene wünscht, dort, wo sie gerade nicht zu lösen sind. Es gilt dann, an dieser Weigerung des Patienten zu arbeiten. Vorsichtig zu versuchen, tiefer vorzudringen, gleichzeitig aber so viel Vertrauen zu vermitteln, daß der offensichtlich mit Angst und deshalb mit Widerstand besetzte Schritt vom Patienten getan werden kann.

Ein weiterer Punkt betrifft die Dauer der Hospitalisation. In den letzten Jahren kam es durch die höhere Effizienz der technischen Maßnahmen zu einer markanten Verkürzung der durchschnittlichen Aufenthaltsdauer. Seelische Prozesse lassen sich aber nicht beliebig beschleunigen, weshalb es leider oft zu einem Mißverhältnis zwischen den physischen Behandlungserfordernissen und der Berücksichtigung der seelisch-geistigen

Aspekte des Krankseins kommt.

Die andere Art Grenze hat mit den Begrenzungen des Krankenhauspersonals zu tun. Diese können inhaltlicher, zeitlicher, persönlicher oder teambedingter Natur sein. Man ist permanent konfrontiert mit der Vielfalt je einzelner Patientenpersönlichkeiten, und dieser Vielfalt ist man längst nicht immer gewachsen. In einzelnen Begleitungen kommt man dem selbstgesteckten Ideal nahe, in anderen erlebt man nur die Distanz zu diesem, und in dritten Begleitungen ist man vielleicht nicht einmal in der Lage, die Distanz zu spüren.

Diese Distanz ist mit ein Grund dafür, daß Patienten befürchten, im Krankenhaus zu einem Objekt degradiert zu werden, nur als Diagnose, als interessanter oder weniger interessanter Fall wahrgenommen und registriert zu sein, zu versinken in einer statistischen Wahrscheinlichkeitswelt, in der es keinen Platz mehr für Individualität gibt. Hans-Georg Gadamer faßt dieses Problem folgendermaßen zusammen: »*Da haben wir zum Beispiel die Auflösung der Person. Innerhalb der medizinischen Wissenschaft kommt sie durch die Objektivierung der Vielheit der Daten zustande. Das bedeutet, daß man in der klinischen Untersuchung von heute sozusagen wie aus einer Kartothek zusammengesucht wird. Wenn man richtig zusammengesucht wird, dann sind alle Werte die eigenen. Aber die Frage ist dennoch, ob unser Eigenwert dabei auch vorkommt.*«[93]

f) Schwierigkeiten und Grenzen
im Umgang mit Visionen

In einer Zeit der Krise existieren selbstverständlich verschiedene Vorstellungen davon, wie man sie bewältigen kann. Auf ein Bezirkskrankenhaus, eingebunden in einen definierten Versorgungsauftrag, kommen dementsprechend viele Forderungen und neue Ansprüche zu, die begründeterweise zu erfüllen sind. Gleichzeitig entwickeln oft einzelne Mitarbeiter Visionen mit eigenen Schwerpunkten. Alldem gerecht zu werden ist ausgeschlossen. Die Knappheit der Ressourcen erzwingt stets die gleiche Diskussion: Wofür soll wieviel an Mitteln – und nicht nur an Geldmitteln – eingesetzt werden?

In diesem Rahmen, den man immer von neuem justieren muß, der je nach Anforderungen und Gegebenheiten anders definiert ist, entfaltet sich die Vision in ihrem für diesen Betrieb eigenen Tempo und Charakter. Sie entwickelt, geformt durch die je besonderen Schwierigkeiten und Grenzen, ihre spezielle Persönlichkeit, ihren spezifischen Eigenwert. Das Allgemeine an ihr kann kopiert werden, genau wie in der Medizin, das Besondere wird in jedem Betrieb anders sein, wird letztlich die Eigenart des jeweiligen Betriebes selbst spiegeln. Wenn dies gelingt, ist die Vision ihrem eigenen Inhalt treu geblieben, nämlich ein Gleichgewicht zu finden zwischen Allgemeinem und Persönlichem, zwischen Objektivierbarem und Subjektivität, zwischen Formalem und Inhalt. Dieses Gleichgewicht haben wir als Gesundsein kennengelernt.

4.
Der Blick von außen –
philosophische Reflexionen
eines integrierten Außenseiters

von Wilhelm Schmid

Was soll ein Philosoph im Krankenhaus? Ich selbst war derjenige, der diese Frage zuallererst stellte, denn ich konnte mir nicht vorstellen, daß die Philosophie in einem Umfeld, in dem es ums ganze Leben geht, sinnvoll sein könnte. Aber die Spitalleitung sah das Potential, das in der Philosophie verborgen liegt, deutlicher. Den Anfang machte ein Essay *Vom Sinn der Schmerzen,* den ich 1995 in der ›Basler Zeitung‹ publizierte.[94] Auf allerlei Umwegen kam er in die richtigen Hände, der Chefarzt machte den Autor ausfindig und lud ihn schließlich ein, über dieses Thema im Rahmen der hauseigenen Weiterbildung zu referieren, nebst einem gemeinsamen ›Nachtessen‹. Der Vortrag vom März 1997 zog die Frage nach sich, ob es nicht Sinn hätte, auch mal selbst im Krankenhaus zu arbeiten und in der Konfrontation mit der Praxis die Idee einer neu zu begründenden Lebenskunst – die den weiteren Rahmen zum erwähnten Essay bildet – zu erproben, und zwar gerade dort, wo Menschen ihrer offenkundig am meisten bedürfen.

Die Praxis ist für Philosophen allerdings ein Ärgernis. In der Praxis kann die Philosophie scheitern, denn sie tut den Begriffen, die man sich von ihr gebildet hat, selten Genüge, und Philosophen neigen dazu, die Schuld dafür nicht so sehr bei den Begriffen zu suchen, sondern bei der Praxis, die eben selbst daran schuld ist, wenn sie den Begriffen nicht entsprechen will. Immer birgt die Praxis für das Denken die Gefahr in sich, die Distanz zur Unmittelbarkeit – die für jedes Denken wohl wesentlich ist – verlieren zu können. Da ich mich jedoch um die Neubegründung einer »Philosophie der Lebenskunst« bemühte, konnte ich mich nicht so ohne weiteres um die Erprobung in der Praxis drücken: Was ist eine Lebenskunst wert, die im Leben selbst nichts taugt? Und da die Absicht nie gewesen war, nur eine Schönwetter-Lebenskunst zu entwerfen, ging ich dorthin, wo die Lebenskunst zweifellos am meisten in Frage steht. Auch sah ich die Notwendigkeit, die gesellschaftliche Ferne zu Krankheit und Tod nicht mehr nur theoretisch zu kritisieren und beredt zu beklagen (und sie zugleich im persönlichen Lebensvollzug aufrechtzuerhalten), sondern die Nähe dazu in der Praxis zu suchen. Also die Zusage, am Krankenhaus zu arbeiten, erstmals 1998.

a) Situation der Zeit

So kam es dazu, mit dem Blick von außen in eine ganz andere als die gewohnte Welt einzutreten und sie ein wenig kennenzulernen, und dies zu einer Zeit, in der vieles im Gesundheitswesen von Grund auf in Frage zu stehen begann. Der Philosoph, der von außen dazukommt, ist mit völlig ungewohnten Erfahrungen konfrontiert und macht sich darüber seine Gedanken, versucht Begriffe dafür zu finden und bestehende Begriffe auf ihre Inhalte hin zu befragen. Als Philosoph neigt er dazu, mit theoretischem Blick an die Dinge heranzugehen, das heißt, sie in einem größeren zeitlichen Horizont und in allgemeineren Zusammenhängen zu sehen. Was die Situation im Gesundheitswesen angeht, so zeigt sich dem Blick von außen, daß hier eine exemplarische Diskussion stattfindet. Die Gründe für die Probleme liegen vielleicht nur vordergründig in explodierenden Kosten, in Wahrheit dürften sie, wie so vieles, von den Grundstrukturen der Zeit bedingt sein, die es genauer zu betrachten gilt. Welche Antworten auch immer darauf gefunden werden, sie werden wohl zurückwirken auf diese Zeit und nicht etwa nur das Gesundheitswesen verändern.

Die Zeit, in der wir leben, ist die Moderne. Moderne, das bedeutet seit zweihundert Jahren, seit dem Zeitalter der Aufklärung, Freiheit, immer größer werdende Freiheit im Sinne der Befreiung von lästigen Bindungen, demzufolge auch immer umfangreicher werdende Möglichkeiten. Die Triebfeder dieser Freiheit sollten von Anfang an Wissenschaft und Technik sein, angetrieben von einer freien Wirtschaft, die in deren Fortschritt investiert und davon schließlich wieder profitiert. Das Ziel der auf diese Weise freigesetzten Dynamik sollte ›das größte Glück der größten Zahl‹ sein, Glück definiert als ›Maximierung von Lust, Eliminierung von Schmerz‹. Angenehm zu leben, nur angenehm, und alles, was unangenehm ist, mit immer besseren Mitteln auszuschalten, das wird in moderner Zeit zum Traum aller. Und keiner stellt die Frage, ob ein so definiertes Glück überhaupt Sinn hat.

An der Wende zum 21. Jahrhundert aber sind die wissenschaftlichen, technischen und wirtschaftlichen Möglichkeiten endgültig größer geworden als die Fähigkeit, mit ihnen zurechtzukommen. Das gilt keineswegs nur im Gesundheitswesen, sondern ist ein Problem der Zeit der Moderne generell. Das Gesundheitswesen ist lediglich der neuralgische Punkt, an dem die Diskussion unabweisbar aufbricht, denn hier begegnen sich Fragen von Leben und Tod einerseits und Fragen von Verfügungsmöglichkeiten über ideelle und materielle Ressourcen andererseits in einer Schärfe wie nirgends sonst. Und wenn auch vom größten Glück der größten Zahl kaum noch jemand träumt, so doch vom individuellen Glück eines jeden für sich selbst nahezu jeder.

Freiheit ist für die meisten Menschen ein sehr positiv besetzter Begriff. Das Problem ist nur: Freiheit bringt immer auch Kosten mit sich, ideell oder materiell. Hier soll es um spezielle Kosten gehen, die den Namen Ethik und Lebenskunst tragen: Die Menschen müssen gerade dann, wenn sie Freiheit erreichen, in aller Freiheit auch Festlegungen treffen, die die Freiheit wieder begrenzen. Sie müssen selbst ihre Haltung und ihr Verhalten wählen und ihr Leben selbst auf bewußte Weise führen, wenn sie wirklich frei leben wollen. Grundlegend dafür ist die Wahl, nicht gleichgültig gegenüber dem eigenen Leben zu bleiben, sondern die Sorge für sich und sein Leben selbst zu übernehmen. Das Problem der Ethik ist identisch mit dem Problem der Freiheit: Freiheit zu gewinnen, sie jedoch auch bewältigen zu müssen. Die Gestaltung des Lebens wird somit zur Aufgabe für jeden einzelnen, zur ›Autonomie‹ im Wortsinne der Selbstgesetzgebung. Freiheit ist über die Befreiung (Freisein *von* etwas) hinaus die Arbeit an den Formen der Freiheit (Freisein *zu* etwas). Was einst von Normen bewerkstelligt wurde, muß nun zur Befolgung eines Sollens aus freier Einsicht werden.

Wie kann es zur Einsicht kommen? Nur das Vermögen der Klugheit, das durch eigene Erfahrung und Überlegung wächst, kann wohl leisten, was in früheren Zeiten durch Prinzipien und Normen zustande kam, nämlich vor allem: die Freiheit nicht schrankenlos auszuleben, sondern ihr aus Freiheit Grenzen zu setzen. Dafür bedarf es keiner Moral, auf die kaum noch zu setzen ist, sondern nur einer Klugheit, die auf überlegte Weise den eigenen Interessen dient: Denn das schrankenlose Ausleben der Freiheit fällt letztlich auf den, der im Wortsinne rücksichtslos lebt, selbst zurück, zum Beispiel über wachsende Krankenkassenbeiträge. Daraus kann folgen, aus eigener Einsicht die Ansprüche an eine Perfektionierung der oberflächlich verstandenen ›Gesundheit‹, die immer effizientere und kostenträchtigere Ausschaltung alles Unangenehmen und ›Negativen‹ zu mäßigen. Ansonsten führt der immer größer werdende Anspruch zu immer weiter wachsender Enttäuschung.

Zur Einsicht zu kommen und ihr Folge zu leisten bedarf freilich der Ausbildung und Erlangung einer gewissen Macht über sich selbst, einer Selbstmächtigkeit, die die eigenen Ansprüche zu mäßigen weiß. Lebenskunst läßt sich nur dort gewinnen, wo das Individuum sich nicht einfach nur gehenläßt und sein Leben nur dahinlebt, sondern eine eigene Macht ins Spiel bringt, mit der es gestaltend und korrigierend in sein Leben eingreift. Wie immer diese Gestaltung und Korrektur aussieht: Sie hat zugleich verändernde Macht für die gesamte Gesellschaft, denn Gesellschaft wird nicht nur ›von oben‹ herab gestaltet, sondern auch ›von unten‹ herauf, von den Individuen und ihrer Lebensweise her. Gegenüber der großen Politik ist dies die Mikropolitik, zu der Menschen in der Lage sind.

b) Integratives Konzept

Am Spital Affoltern am Albis wird schon seit längerer Zeit versucht, neue Wege zu erproben, die Antworten auf die Krise im Gesundheitswesen bereithalten könnten. Es geht darum, nicht nur an Symptomen zu laborieren, sondern die Gesamtsituation gründlicher zu verstehen und auf sie zu antworten, und dies nicht nur auf struktureller Ebene, sondern durch eine Stärkung der Individuen selbst. Die Einbeziehung anderer Disziplinen als nur der Medizin trägt dazu bei. Dieses integrative Konzept wird getragen von einem integrativen Menschenbild, das sowohl den somatischen wie auch den psychischen und geistigen Dimensionen des Menschseins Rechnung tragen kann. Diese doppelte Integrativität ist es, was das singuläre Experiment Affoltern auszeichnet, und sie dient nicht nur auf funktionelle Weise der Institution des Krankenhauses, sondern auf menschliche Weise den Individuen, für die das Krankenhaus zum Bezugspunkt wird. Es geht dabei um die Lebensbewältigung derer, die krank sind, wie auch derjenigen, die die Kranken betreuen, sei es unmittelbar im Umgang mit ihnen oder mittelbar aufgrund der Arbeit in der Institution, die die Kranken betreut.

Um das integrative Konzept umzusetzen, kam es frühzeitig zu einer signifikant starken Einbeziehung der Psychotherapie, die das medizinische Angebot ergänzt. Und schließlich fiel die Entscheidung, wie dies schon im Leitbild für wünschenswert erklärt worden war, neben der traditionellen Einbeziehung der Theologie auch die Philosophie zu beteiligen, um den Lebensfragen der Patienten wie auch der im Krankenhaus tätigen Menschen mehr Raum zu geben. Wenn der Versuch, den Menschen als körperlich-seelisch-geistige Integrität zu verstehen, das Anliegen ist, das in Affoltern leitend ist, kann die Philosophie vielleicht dazu beitragen, über die Psychosomatik hinaus zu einer »Noopsychosomatik«, einer Geistespsychosomatik, zu kommen, die bei einem integrativen Verständnis des Menschseins auch dem kognitiven Aspekt, der Rolle des Denkens und Nachdenkens, stärker Rechnung trägt.

Die philosophische Arbeit am Krankenhaus, die ihre Rolle im Rahmen solcher Überlegungen hat, findet in vierfacher Hinsicht statt: erstens in Vorträgen und Seminaren, in denen einzelne Themen exponiert, dann diskutiert und auf die Praxis am Krankenhaus und die jeweils eigene Lebenspraxis bezogen werden; zweitens in Arbeitsgruppen, die eingerichtet werden, um bestimmten Problemen, die sich stellen, intensiv nachzugehen, beispielsweise dem Umgang mit Gewohnheiten, den eigenen und denjenigen von Patienten, oder den epistemologischen Grundlagen eines Gesprächs; drittens in Einzelgesprächen mit Patienten, jedoch auch mit Pflegepersonal und Ärzten, in denen es um eine Lebenssituation oder um Gedanken zum Leben überhaupt gehen kann; und schließlich viertens in ›transversaler Arbeit‹ – einem Kennenlernen der verschiedensten Abteilungen am Krankenhaus durch eine zeitlich begrenzte Mitarbeit, was ermöglichen soll, die wirklich gelebte Praxis möglichst genau kennenzulernen und die integrativen Kräfte zu stärken.

c) Philosophische Gespräche

Vielleicht ist der Philosoph im Krankenhaus ein säkularer Seelsorger, der jedoch die Seelsorge als Anleitung eines anderen zur Sorge für sich selbst versteht, so daß über die christliche Besetzung des Begriffs der »Sorge um die Seele und das Selbst« hinaus dessen antike Bedeutung auf neue Weise wieder Eingang in die Praxis findet.[95] Es ist mir jedoch in der Zeit am Krankenhaus klargeworden, daß die Funktion des Philosophen nicht mehr, wie in der Antike, die eines ›Seelenarztes‹ sein kann, der normative Gewißheit darüber hat, wie das Leben zu leben ist. Der Philosoph kann nicht mehr *normative,* nur *optative* Funktion haben: Optionen eröffnen, Möglichkeiten aufzeigen, das Für und Wider der verschiedenen Möglichkeiten erörtern, allenfalls einen unverbindlichen Ratschlag aus seiner eigenen Sicht geben, anhand dessen und in Auseinandersetzung damit sein Gegenüber die eigene Position finden und festlegen kann.

Philosophie der Lebenskunst, philosophische Seelsorge also, die sich als eine Anleitung zur Lebenskunst versteht, jedoch optativ: durch Erarbeiten und Aufzeigen von Möglichkeiten. Das geschieht vorzugsweise durch das Einbeziehen einer Metaebene, die das Herausspringen aus der unmittelbaren Situation erlaubt, um einen weiteren Horizont zu gewinnen, zeitlich und räumlich, im Denken und im Fühlen, vielleicht sogar im Handeln. Es kann dabei um das Aufzeigen von Gewohnheiten und um deren Reflexion gehen sowie um das Ausfindigmachen der Strukturen, die die Bedingungen einer Situation darstellen und die Phänomene hervortreiben, die für sich genommen kaum verständlich sind. Schließlich aber geht es darum, danach zu fragen, was rein denkerisch noch möglich wäre, über das hinaus, was faktisch ist: Vermittlung eines umfassenden Horizonts, in dessen Rahmen das eigene Leben gesehen werden kann. Welche Wahl gibt es oder läßt sich eröffnen, zwischen welchen Alternativen? Welche zwei, drei Möglichkeiten lassen sich ausdenken, welche dieser Möglichkeiten zieht Faszination oder wenigstens Interesse auf sich, und was wäre zu ihrer Verwirklichung wirklich zu tun, welche Organisationsarbeit, welche Gespräche von wem mit wem? Der Vorgang des Wählens selbst kann thematisiert werden. Zuletzt aber kommt es darauf an, konkrete asketische Arbeit auf der Basis einer getroffenen Wahl zu leisten, um etwa ein anderes Denken einzuüben und Gewohnheiten zu verändern.

Der Philosoph kann für vieles Verständnis haben und stellt zwar die Frage nach dem Grund, aber nicht unbedingt die nach der ›Schuld‹; zuweilen hat er Ideen, wie einem Engpaß des Denkens und Handelns zu entkommen ist. All dies kann in einer schwierigen Lebenssituation nützlich sein. Und in vielen Fällen hat er lediglich die Funktion eines geistigen ›Nahrungsmittelvertreters‹, eine Funktion, die gleichwohl wichtig ist, denn Menschen ernähren sich nicht nur physisch (mit Essen), psychisch (mit Gefühlen), sondern auch geistig (mit Gedanken). Das Medium, in dem das Geistige sich abspielt, ist vorzugsweise das Gespräch. Im Gespräch ist grundlegenden Zusammenhängen nachzugehen: vor allem den Wechselwirkungen von Denkkonstellationen und emotionalen bzw. körperlichen Mustern.

Die Haupttätigkeit des Philosophen im Krankenhaus ist, Gespräche zu führen. Wenn Philosophie ein Innehalten und Nachdenken ist, dann ist das Gespräch das *ge-*

meinsame Innehalten und Nachdenken. Gespräche im Grunde mit jedem, in jedem Bereich und auf jeder Ebene: Im Unterschied zum therapeutischen Gespräch also nicht nur Gespräche mit Patienten und nicht nur aus Anlaß eines sich stellenden Problems, auch nicht zielführend im Hinblick auf eine zu findende Lösung, sondern etwa aus dem Grund, das jeweils eigene Denken zu formulieren und sich im Gespräch mit dem anderen darüber klarer zu werden, alte Anschauungen zu überprüfen und neue Anregungen aufzunehmen. Es sind wirkliche Gespräche, geführt von mir, vom anderen und von der Situation des Gesprächs selbst. Gespräch heißt, daß nicht nur ich Fragen stelle, sondern daß dies auch meinem Gegenüber möglich ist; daß nicht nur mein Gegenüber von sich erzählt, sondern, wenn es erwünscht ist, auch ich von mir, um selbst als Selbst erkennbar zu werden, wenn auch in engerem Rahmen, um das Gespräch nicht zu sehr zu dominieren.

Was geschieht eigentlich in den Gesprächen? Das ist eine entscheidende Frage. Erwartet wird etwas Spektakuläres. Aber es sind in aller Regel unspektakuläre Gespräche. Es ist beinahe unwichtig, was der *Inhalt* des Gesprächs ist. Das bloße *Faktum* scheint bereits wichtig zu sein, um zu entlasten, zu ermuntern, anzuregen, etwas zu klären, zu bereinigen, zu befreien ... Der ›Trost der Philosophie‹: Was viele suchen, ist das Gespräch über das Leben. In die Gesprächssituation fließen meinerseits sowenig Vorgaben wie möglich ein, und es gibt keinerlei Zwang, nun ›helfen zu müssen‹; es ist nicht einmal völlig klar, ob es überhaupt um ein ›Helfen‹ geht: Darüber entscheidet der Gesprächspartner ganz allein. Ich selbst bin mehr als skeptisch, ob Philosophie in einem direkten Sinne ›helfen‹ kann, ›Lebenshilfe‹ ist sie jedenfalls nicht in diesem unmittelbaren Sinn, sondern eher im Sinne sokratischer Geburtshilfe: Das ans Tageslicht zu befördern, was im jeweiligen Menschen selbst bereits verborgen liegt; bei der Bewußtwerdung und Formulierung behilflich zu sein.

Das philosophische Gespräch ist seit der Zeit des Sokrates ein *maieutisches* Verfahren, eine Verfahrensweise der Geburtshilfe: dem anderen dazu zu verhelfen, Gedanken zu gebären. Denn nur diese Gedanken wird er als seine eigenen anerkennen, und das ist wesentlich für die Lebenskunst, denn nur den eigenen Einsichten wird er letztlich, wenn überhaupt, auch folgen. Gedanken, die ihm Zusammenhänge, Möglichkeiten, Perspektiven, Horizonte aufzuzeigen vermögen, um besser zu bewältigen, was problematisch erscheint, oder aus dem Problem herauszukommen oder aber es als Problem zu akzeptieren, da ein problemloses Leben als unmöglich, nicht einmal als wünschbar erscheint.

Der Philosoph ›muß‹ nichts, er erfüllt keine bestimmte Funktion, er ist zu nichts verpflichtet. Vielleicht wird er gerade dadurch als Gesprächspartner interessant. Was zunächst nur meine Verlegenheit war – keinen Plan für die Gesprächsführung zu haben –, erwies sich als Gewinn, um offen zu sein für den anderen und ihm wirklich zuzuhören, ohne das Gesagte bereits nach bestimmten Erklärungsmustern zu sortieren. »Welchen Plan haben Sie?« eröffnete eine Frau das Gespräch, die bereits sämtliche Formen von Analyse und Therapie durchlaufen hatte und es sich soeben bequem machen wollte, neugierig, mit welchem Muster man ihr diesmal beikommen wolle; sie hatte sich selbst die Rolle der amüsierten Beobachterin zugedacht, wieder ›therapieresistent‹, an der sich eben alle die Zähne ausbeißen, da ihr nicht zu helfen sei: Auch so kann eine ›Identität‹ aussehen. Es wurde ein packendes, irritierendes Gespräch über die Abgründe menschlicher Existenz.

Zuhören können, aufmerksam den anderen wahrzunehmen, achtsam zu sein auf scheinbare Nebensächlichkeiten, die sich als ›Knotenpunkte‹ der Existenz erweisen können; den anderen zur Freimütigkeit zu ermuntern, nicht so sehr durch verbale Aufforderungen als vielmehr durch die Situation und Atmosphäre des Gesprächs: Das sind die Grundvoraussetzungen dafür, überhaupt ins Gespräch zu kommen, und dies allein ist wesentlich; es ist unerheblich, ob ›die Probleme‹ rasch zur Sprache kommen und ob ein Ziel erreicht wird. Will mein Gegenüber seine Probleme verschweigen, dann bleiben sie verschwiegen, denn auch Schweigen ist ein legitimes Mittel des Umgangs damit; will er oder sie sich bedeckt halten und nicht etwa ›das Selbst offenbaren‹, dann ist das zu respektieren; und jede Zielführung des Gesprächs würde schließlich voraussetzen, dieses Ziel schon zu kennen: Das aber wäre eine unangebrachte, normative Vorgabe, die sich anheischig machte, schon zu wissen, worum es geht, und dies aufgrund weniger Anhaltspunkte, die hermeneutisch äußerst fragwürdig sein müssen, da sie beispielsweise den hermeneutischen Zirkel außer acht lassen, wonach man erkennt, was man zuvor in das zu Erkennende selbst hineingelegt hat.

Das philosophische Gespräch auch als Übung der ›Skepsis‹, um nun nicht, wenn nicht gerade dies gewünscht wird, das Leben mehr oder weniger gedankenlos weiterzuleben und nicht im Netz der gewohnten Tätigkeiten zu bleiben, sondern die philosophische Tätigkeit auszuüben, also die Frage zu stellen: »Was ist das eigentlich?«; Begriffe auseinanderzunehmen, um klarer zu sehen, was sie beinhalten, um sie auf dieselbe oder auf veränderte Weise wieder zusammenzusetzen und für die Praxis handhabbar zu machen. Wie die Erfahrung zeigt, kann das bloße Gespräch schon Wunder wirken. Das Selbst erfährt im Gespräch die Aufmerksamkeit, die ihm fehlte, die Zuwendung, die es entbehrte. Die bloße Aufmerksamkeit eines anderen kann die Kräfte eines Menschen in außerordentlichem Maße aktivieren, daher geht es zuweilen darum, nur zuzuhören, stundenlang zuzuhören. Beflügelt womöglich durch die Aufmerksamkeit, bietet das Gespräch vor allem einen Anlaß zur *Selbstaufmerksamkeit.* So wird es zum Ereignis, in dem das Selbst von selbst sich wiederfindet.

Nichts machen Menschen lieber, als ›ihre Geschichte‹ zu erzählen: Das ist die beste Grundlage für das Gespräch. Und das hat Gründe, denn in der Erzählung konstituieren sie sich selbst, das Selbst sucht, findet und konstruiert die Zusammenhänge, die sein Leben durchziehen, und es entscheidet darüber, was davon sein ›Inneres‹, den Kern seiner Kohärenz bilden, was an der Peripherie bleiben soll und was nicht. Was ist Bejahenswertes für sie, was Verneinenswertes? Die dafür erforderliche Hermeneutik der Existenz wird angestoßen durch Fragen und findet Anregung im Gespräch, das der Fokus für diese Art von Arbeit sein kann. Indem die Hermeneutik, die Arbeit der Deutung und Interpretation, in Gang kommt, stellt das Selbst die Beziehung zu sich selbst wieder her, die vielleicht verloren oder noch nie so recht gefunden worden war, und leistet damit die entscheidende Arbeit an der eigenen Kohärenz, der Zusammenfügung seiner selbst, seines Lebens und seiner Welt. Diese Zusammenfügung scheint eine entscheidende Ressource der Gesundung zu sein, denn sie erzeugt den ›Sinn‹, der offenkundig unentbehrlich fürs Leben ist.

Aber um die Eigentümlichkeiten der ›philosophischen Seelsorge‹, auch ihre Grenzen, besser kennenzulernen, sie zu verstehen und auf den Begriff zu bringen, wird noch einige Arbeit erforderlich sein.

Wilhelm Schmid, freier Philosoph, geb. 1953, lebt in Berlin, lehrt als Privatdozent an der Universität Erfurt und als Gastdozent an der Staatlichen Universität Tiflis (Georgien).
Kontakt: wschmid@berlin.sireco.net
Homepage http://user.berlin.sireco.net/wschmid/

5.
Quinta essentia –
Weshalb sollte das Modell Affoltern kopiert werden?

These 1
In einer Sackgasse ist nur eine ›Umkehr‹ erfolgversprechend.

Kosten – das vordergründigste Thema, mit dem sich alle Welt beschäftigt – sind der Motor, der erst ein Nachdenken in Gang brachte. Was nicht in Gang kam, war das Kostensparen. Trotz aller Anstrengungen in unterschiedlichsten Modellen der Industrienationen steigen die Kosten fast ungehindert, und sie werden es auch weiterhin tun. Hauptgrund dafür ist die Tatsache, daß die Kostensteigerung systemimmanent ist. Der Wunsch, diese Gesundheitsversorgung mit ihrem Welt- und Menschenbild zu erhalten – bei gleichzeitiger Senkung oder zumindest Stabilisierung der Kosten –, gleicht der Quadratur des Kreises. Die Graphik macht klar, daß alle Interventionen im besten Fall einen Zeitgewinn darstellen (siehe Seite 16).

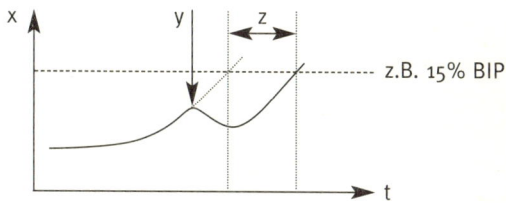

Die die Entwicklung bestimmenden Faktoren bleiben unbeeinflußt, da sie auf einer andern Ebene als die Interventionen liegen. Weder die Entwicklung neuer, potentiell nützlicher, medizintechnischer Methoden noch die demographische Entwicklung, noch die veränderten Problemstellungen im Gesundheitswesen – mehr chronische Erkrankungen, unklare Abgrenzung zwischen Kranksein und Alterungsprozeß, enorme Zunahme von sogenannten seelischen Problemen, die medizintechnisch allein eben nicht zu bewältigen sind, Streß usw. – werden durch die zur Zeit diskutierten, im wesentlichen ökonomischen Maßnahmen berührt. Gerade die demographische Entwicklung, mit der unklaren Grenze zwischen Alterung und Kranksein, aber auch die sogenannten seelischen Krankheiten stellen Konsequenzen unserer momentanen Ausrichtung in Gesellschaft, Beruf und Gesundheitswesen dar und lassen sich durch Maßnahmen aus dieser gleichen Haltung heraus nicht bewältigen. Sie lassen sich auch nicht durch andere, *geeignetere* Maßnahmen eliminieren. Diese Probleme können folglich nur über einen anderen Umgang mit ihnen und mit uns bewältigt werden.

Nötig ist ein Umdenken, eine Reflexion über Grundbegriffe wie Krankheit, Leiden, Endlichkeit, Sterben und Tod und unser Verhältnis dazu. Die Illusion, daß die Gesellschaft um diese – für viele bedrohlichen und entsprechend unangenehmen – Themen, herumkommt, zerbricht heute definitiv an den Grenzen der Finanzierbarkeit. Eine isoliert ökonomisch, sprich: materialistisch ausgerichtete Gesellschaft wird Krisen immer vorerst an finanziellen Problemen erleben. Das ist ihr Fokus. Krisen – und das wurde und wird immer verschärfter aus dem Versagen der eingeleiteten Maßnahmen sowie der Hilflosigkeit der aktuellen politischen Diskussion klar – haben aber ihre Wurzeln nicht zwingend im Bereich der Finanzen. Sie sind demzufolge auch nicht immer durch Maßnahmen auf dieser Ebene zu bewältigen. Vieles ist käuflich, vieles ist machbar, aber gerade das Leben hat – zum

Glück – auch Aspekte, die sich dieser Logik entziehen. Schmerzlich wird das heute den einzelnen bewußt, die durchaus das Geld hätten, alles zu kaufen, wenn eine Krankheit – das Kranksein – den Weg unbeeinflußt von allen Maßnahmen nimmt, wenn Vergänglichkeit sich auch im besttrainierten Körper zeigt und wenn der individuelle Tod dem materiellen Aspekt endgültig seine Grenze setzt.

Diese individuelle Erfahrung, die letztlich jeden irgendwann trifft, muß, gerade weil sie jeden treffen wird, wieder zu einem kollektiven Thema werden. Nur das wird einen andern Umgang mit der Krankheit ermöglichen. Es braucht andere Gefäße, andere Angebote im Gesundheitswesen, um sich mit Endlichkeit, Sterblichkeit und Kranksein im tieferen Sinne auseinanderzusetzen. Ist das Ziel nur die immer und überall mögliche Reparatur, dann ist das Scheitern – trotz aller Erfolge – vorprogrammiert, weil über kurz oder lang der illusionäre Charakter dieser Haltung, der die existentiellen Gegebenheiten verkennt, zutage tritt.

These 2
Unbehagen zu ignorieren führt entweder zu Abwanderung oder zu unerfüllbaren Forderungen – meist zu beidem.

Unbehagen ist die zweite Kraft, die nach Neuorientierung verlangt. Warum gab es in der Medizingeschichte noch nie einen so starken Drang zu alternativen Heilmethoden wie gerade heute, wo doch die Erfolge der klassischen Medizin so atemberaubend und spektakulär sind? Warum wird so vieles so unkritisch konsumiert, in einer Zeit, in der man so leicht zu klärenden Informationen kommt? Warum wird die Schulmedizin in so vielen Bereichen so streng hinterfragt, obschon sie die einzige Disziplin ist, die sich mit großem Aufwand um ihren Wirksamkeitsnachweis, aber auch um die Kenntnis ihrer unerwünschten Wirkungen bemüht? Warum gerade die Schulmedizin, die mit einer in der Medizingeschichte einzigartigen Sicherheit ihre Versprechen einlösen kann? Worin gründet dieses Unbehagen? Welches Bedürfnis kommt trotz aller Möglichkeiten zu kurz? Offensichtlich eines, das außerhalb des funktionalen Bereiches liegt, sonst würde es durch das mechanistische Modell der Schulmedizin bedient und befriedigt.

Es scheint um die Ahnung zu gehen, daß trotz aller Erfolge Teile des Menschseins zu kurz kommen. Diese Ahnung, dieses Gefühl – das ist das Erstaunliche und für die Schulmedizin gleichzeitig das Kränkende – ist teilweise stärker als die funktionalen Erfolge. Da werden belegte Therapien ausgeschlagen, irgendwelche nutzlose Kuren vorgezogen und fatale Konsequenzen akzeptiert und auch getragen, während in der Schulmedizin ähnliche Konsequenzen nur als Versagen der Methode beurteilt würden.

Dieses Unbehagen hat mit dem in der Schulmedizin und der dazugehörenden Wissenschaft gültigen Menschenbild zu tun. Zwar pflegen viele Ärzte und Therapeuten in ihrer täglichen Praxis ein anderes Menschenbild, dort findet die Abwendung der Menschen denn auch weniger statt. Das Maschinenbild des Menschen ist aber in der Grundausrichtung der Schulmedizin verankert und feiert gerade jetzt mit der Entdeckung und Entschlüsselung des genetischen Codes eine neue Blütezeit. Im Rausch ihrer Erfolge realisieren die Wissenschaftler gar nicht, was sie mit ihren Allmachtsphantasien neben Hoffnung in der verletzlichen Seele des verunsicherten Gegenwartsmenschen auch noch auslösen.

Dem Unbehagen kann nur begegnet werden, indem wir uns wieder ausdrücklich mit unserem Menschenbild auseinandersetzen, und zwar nicht nur theoretisch, sondern unter Einbezug der von uns allen erlebten und erfahrenen Wirklichkeiten, selbst wenn uns diese theoretisch unlösbare Probleme aufgeben sollten.

These 3
Ohne Einbezug der nichtlinearen Physik, ohne Einbezug einer Zielgerichtetheit, ist Leben in seinem Gesundsein und Kranksein nicht zu verstehen.

Neue Erkenntnisse der Physik fordern uns heraus. Unter dem Blickwinkel der klassischen Physik war das Leben eine Paradoxie. Der zweite Hauptsatz der Thermodynamik formuliert das Gesetz der zunehmenden Entropie bis zum ›Wärmetod der Welt‹. Organisierte Strukturen der Materie – und erst recht die komplexen Strukturen des lebenden menschlichen Körpers – bleiben in der klassischen Physik letztlich unerklärt. Durch die neuen Erkenntnisse der nichtlinearen Physik mit ihren Gesetzen von Chaos und Selbstorganisation wurden völlig neue Einsichten möglich, die Erklärungen anbieten, die bislang gar nicht in Betracht gezogen werden konnten. Allerdings muß dafür die lineare Zeit, mit ihrem quasi reversiblen Charakter (beliebige Wiederholbarkeit eines Experimentes, mit immer demselben Ausgang) aufgegeben werden. Zeit hat einen gerichteten Zeitpfeil, der in retrospektiver Sicht eine ›Geschichte‹ entstehen läßt, bezogen auf die Medizin eine

Lebensgeschichte, nicht nur eine Krankengeschichte. In prospektiver Sicht entsteht Finalität, also Sinngerichtetheit, die für das Geschehen in der Gegenwart genauso bestimmend ist wie die Voraussetzungen in der Vergangenheit. Für diese *causa finalis,* wie sie schon von Aristoteles beschrieben worden ist, hat es im klassischen naturwissenschaftlichen Konzept keinen Platz mehr. Allerdings: Menschen – gesund oder krank – können ohne diese Zielgerichtetheit gar nicht leben. Wenn dieser Aspekt übersehen wird, dann fehlt ihnen bei der Behandlung ein wichtiges Moment ihres Krankseins, ein Defizit, das wiederum zur Abwendung führt oder führen kann.

These 4
Die Mißachtung des Polaritätsgesetzes oder seine
Banalisierung führt zu fundamentalen Mißverständnissen
mit Konsequenzen unterschiedlichster Art, zu denen
insbesondere die nicht zu bewältigende Kostenspirale zu
zählen ist.

Polarität beschreibt eine Ganzheit, die uns immer in zwei – scheinbar getrennten – Aspekten gegenübertritt. Diese vordergründigen Gegensätze sind jedoch die sich gegenseitig ergänzenden und bedingenden Pole eben dieser Ganzheit. Diese Polarität begründet insbesondere auch die Naturwissenschaft, die von der Idee eines Erkennenden und eines Erkannten lebt. Sie zeigt sich in allen physikalischen Phänomenen, in unseren Gefühlen, in der Rezeption unserer Sinnesorgane, in unseren moralischen und Rechtsbegriffen, in Frau und Mann, Nacht und Tag, Sein und Nichtsein. Sie bildet im ergänzenden Paar

Kaufen – Verkaufen auch das Fundament der Ökonomie.

Die für uns wichtigsten polaren Begriffspaare sind Gesundsein und Kranksein, Leben und Sterben, Geburt und Tod. Als polare Begriffspaare sind sie nicht voneinander zu trennen und bedingen sich gegenseitig. Eine isolierte Gesundheit ohne Krankheit, ein Leben ohne Sterben gibt es demzufolge ebensowenig wie Geburt ohne Tod.

These 5
Wissenschaft und Wissenschaftlichkeit ist eine Denk-
methodik, die sich bei Nicht-Bewährung ihrer Hypothesen
neue Grundlagen erarbeitet.

Abschied von Irrtümern: Ohne Kranksein kein Gesundsein und umgekehrt. Die Idee der isolierten Gesundheit, die sich gegen Kranksein behaupten muß, gleicht der Tür, die nur Eingang und nicht Ausgang sein soll. Je mehr dieses verabsolutierte Gesundsein verstärkt wird, desto stärker wird konsequenterweise auch der sie bedingende Gegenpol des Krankseins. Und Gleiches gilt für das Leben: Wo Leben gegen den Tod verteidigt wird, ist der Kampf von Anfang an verloren. Der Versuch, den einen Pol zu eliminieren, führt immer zur Elimination des ganzen Phänomens oder aber zu einem endlosen Kampf, ähnlich dem des Sisyphos. Er, der den Tod überlisten wollte und damit Unsterblichkeit für das Menschengeschlecht – oder zumindest für sich – zu erringen hoffte. Seine Strafe ist unserem Kampf für ein verabsolutiertes Gesundsein vergleichbar: das ewige Stemmen des Steines, und kaum scheint das Ziel erreicht, stürzt er in die Tiefe, und die Arbeit beginnt von neuem. Kaum ist die eine Krankheit endlich besiegt, kommt gleichsam durch die Hintertür die nächste herein. Die heutige Zeit mit der HIV-Pandemie ist die gewaltigste Illustration dieser Gesetzmäßigkeit.

These 6
Die salutogenetische Optik macht den Blick auf die Lebensgeschichte eines Patienten frei. Gesundsein und Kranksein müssen jedoch neu in einem Kreismodell vorgestellt werden, womit klar wird, daß sich jede Einseitigkeit von der ›Großen Gesundheit‹ entfernt. Die Umwelt ist als lebensfördernd und nicht primär als lebensfeindlich zu verstehen. Leben selbst ist Ausdruck einer urtümlichen Kraft, die der Materie inhärent ist und die in der Theorie der Selbstorganisation ihren naturwissenschaftlichen Ausdruck findet.

Salutogenese, das polare Prinzip zur Pathogenese, wurde von Aaron Antonovsky 1979 als Begriff eingeführt und seither weiterentwickelt. Antonovsky versteht Gesundheit und Krankheit nicht mehr ausschließlich als gegensätzliche, sich ausschließende Prinzipien. Er zeigt anhand vieler soziologischer Daten, »*daß sich zu jedem beliebigen Zeitpunkt wenigstens ein Drittel und mit einer guten Wahrscheinlichkeit die Mehrheit der Bevölkerung einer jeden modernen Industriegesellschaft in einem – nach diversen vernünftigen Definitionen – morbiden, pathologischen Zustand befindet. Krankheit ist somit keine relativ seltene Abweichung.*«[96] Antonovsky geht von einem Gesundheits-Krankheits-Kontinuum aus und fragt aus der salutogenetischen Optik heraus: »*Warum befinden sich Menschen auf der positiven Seite des Gesundheits-Krankheits-Kontinuums*

oder warum bewegen sie sich auf den positiven Pol zu, unab-
hängig von ihrer aktuellen Position?« [97]

Diesem Konzept sind drei Dinge zu entnehmen. Erstens: Gesundheit und Krankheit sind nicht streng voneinander zu trennende Zustände, denn solange Leben lebt, ist es immer auch in einem gewissen Sinn noch gesund, wie schwer die definierte Krankheit auch sein mag; zweitens: Gesundheit wird nicht mehr Krankheit*en* gegenüberge-stellt, die zwei Begriffe werden als die Endpunkte eines einzigen Kontinuums verstanden. Sie werden deshalb bes-ser mit den Begriffen »Gesundsein« und »Kranksein« umschrieben; und drittens: Kranksein, im Gegensatz zu Krankheit*en,* führt nicht zur eingeschränkten mechani-stisch-pathogenetisch orientierten Sichtweise, die in der Schulmedizin vorherrscht, sondern zu einer Sichtweise, die den Menschen als Ganzes wieder in den Blick be-kommt und sich entsprechend um seine Lebensgeschich-te und nicht nur um seine Krankengeschichte kümmert. Die von vielen Patienten auch als Unbehagen registrierte Zersplitterung von untereinander kaum mehr kommuni-kationsfähigen Spezialisten wird dadurch ausdrücklich in Frage gestellt. Antonovsky schreibt dazu: »*Weder auf der persönlichen noch auf der strukturellen Ebene gibt es eine Kommunikation zwischen dem Krebsspezialisten und dem Spezialisten für koronare Krankheiten* (Herzgefäßkrankhei-ten, A.d.V.). *Daß beide sich mit Phänomenen befassen, die ei-nen gemeinsamen Namen tragen – Krankheit – und insofern etwas gemeinsam haben müssen, wird mißachtet.«* [98]

Drei andere Punkte sollen das Modell von Antonovsky ergänzen und erweitern:

1. Eine klare Begriffsbestimmung von Gesundheit, trotz der salutogenetischen Ausrichtung, bleibt aus. Damit

wird auch klar, daß der sprachlich kleine Schritt von Kranksein zu Krankheiten ein überaus folgenschwerer ist, da genau dadurch die beklagte Entfremdung zwischen den einzelnen Subspezialisten entsteht.

2. Das Gesundheits-Krankheits-Kontinuum darf nicht als linear vorgestellt werden. Es braucht sinnvollerweise das Kreismodell. Denn: Das Ziel in einer polaren Welt kann immer nur ein optimales Maß der Ausgewogenheit, die Integration beider Aspekte sein. Nur so können wir der dahinterstehenden Ganzheit nahekommen. Das aber führt zu einer völlig neuen Ausrichtung im Umgang mit Kranksein und Gesundsein sowie der damit verbundenen Forschung.

3. Antonovsky geht im wesentlichen von einer bedrohlichen Umwelt aus, gegen die sich das menschliche Leben behaupten muß. Auch wenn er bereits darauf hinweist, daß Selbstorganisation erst in der nichtlinearen Physik verständlich wird, postuliert er die *Entropie* als Hauptproblem, und seine Stressoren – wenn auch da und dort als Eustressoren erkannt – sind eher feindliche, von außen kommende Impulse. Nur die gute Kohärenz des Individuums ist in seinem Konzept befähigt, diese Stressoren umzupolen, um auf dem Kontinuum Richtung Gesundheit zu gehen oder zumindest die Position zu halten. Demgegenüber vertreten wir den auch von Albert Zeyer eingenommenen Standpunkt, daß »*Leben ... Ausdruck einer urtümlichen Lebenskraft* [ist], *welche der Materie inhärent ist und in der Theorie der Selbstorganisation ihren naturwissenschaftlichen Ausdruck findet. Die salutogenetische Frage muß also nicht heißen: Was erhält den Menschen gegen eine primär lebensfeindliche Umwelt gesund?* (wie bei Anto-

novsky, A.d.V.) *Sondern: Wie kann man das Gesundsein des Menschen in einer primär lebensfreundlichen Umwelt fördern?«* [99] Die Gesundheitsförderung muß das optimale Maß an Ausgewogenheit ins Zentrum rücken. Diese Art von Gesundheit wird mit Nietzsche als die »Große Gesundheit« definiert. Der »Großen Gesundheit« entspricht die erwähnte Ausgewogenheit, die explizit auch die Schattenseiten mit einbezieht.

These 7
Forschung muß sich aus ihrer pathogenetischen Orientierung ein Stück weit wegbewegen und auch salutogenetische Ansätze einbeziehen. Diese Form der Gesundheitsförderung ist nicht eine präventivmedizinische Forschung heutigen Zuschnitts, sondern setzt sich mit Ausgewogenheit, mit Zeitkultur, mit Ritualentwicklung und insbesondere mit Entscheidungsfindung in existentiellen Lebenssituationen auseinander. Forschung wird dadurch selbst aus ihrer Einseitigkeit befreit und entsprechend ›gesünder‹.

Forschung muß aus ihrer Einseitigkeit, die sich in der isolierten Fokussierung auf Pathomechanismen zeigt, befreit werden. Das Argument, daß der Wissensdrang des Menschen und somit der Forschungsimpuls nicht gebremst werden kann, steht nicht zur Debatte. Was hingegen sehr wohl hinterfragt werden muß, ist die Richtung, in die geforscht wird, welches Wissen also vermehrt werden soll. Forschung, die sich aus einer salutogenetischen Optik heraus definiert, die insbesondere auch Ansätze für Entscheidungsprozesse von Menschen in existentiell bedrohlichen Situationen untersucht und bearbeitet, wird andere

Resultate hervorbringen als eine Forschung, die endlos versucht, Krankheiten zu besiegen und den Tod zu bekämpfen.

Es könnte eine Forschung sein, die sich der Vernetzung von Lebensräumen widmet und deren Resultate für die Politik nutzbar sind. Eine Forschung, die sich insbesondere auch der Zeitkultur und ihren Implikationen stellt. Vielleicht ist eine solche Forschung nicht unmittelbar und gleichermaßen gewinnträchtig wie die heutige, sie wird sich aber mit Sicherheit über die Verhinderung von Schaden für die Gesellschaft um ein Mehrfaches auszahlen. Heute werden die negativen Folgen der Forschung von der Allgemeinheit getragen, während die Gewinne privatisiert sind (zum Beispiel keine Haftpflichtversicherung bei Atomkraftwerken, keine Haftpflichtversicherung für potentielle Schäden der Gentechnologie). Allein im Bereich des Umgangs mit Zeit (menschliches Versagen infolge der 24-Stunden-Gesellschaft) ließen sich, heutigen Berechnungen zufolge, jährlich gegen sechshundert Milliarden Dollar einsparen.[100] Auch wenn solchen Berechnungen immer etwas Problematisches anhängt – und wahrscheinlich nicht alle Folgekosten, die in unserer 24-Stunden-Gesellschaft entstehen, durch Reorganisation einzusparen sind –, ist doch klar, daß darin ein gewaltiges Potential liegt.

Eine Forschung, die ihre Einseitigkeit verläßt und sich einer neuen Ausgewogenheit annähert, würde auch die Menschen befähigen, mit Kranksein anders umzugehen. Statt Cholesterinsenker, Aspirin und Vitamine zum Frühstück und verbissenes Joggen am Abend gäbe es vermehrt Ausgleichsangebote, die nicht leistungsorientiert sind, Orte zur Ritualbildung rund um Endlichkeit, Vergänglichkeit und Tod. Dinge, die es in unserer Kultur durchaus gab, die aber in der Moderne unter veränderten Voraussetzungen als gesellschaftliche Kulturbildung wieder neu erarbeitet werden müssen.

These 8
Jedes Gesundheitssystem braucht ein explizites Menschenbild, das nicht nur der Erlebenswirklichkeit seiner Patienten, sondern auch seinen eigenen empirischen Erfahrungen gerecht wird.

Das Menschenbild, mit dem Gesundheitssysteme explizit oder – wie meist – auch nur implizit arbeiten, ist für die Art ihrer Therapieangebote von zentraler Bedeutung. Nachdem in der Moderne nichts mehr als allgemeinverbindlich gegeben angenommen werden darf, müssen Menschenbilder für jedes System explizit definiert werden. Ein Hauptproblem der modernen Gesundheitssysteme liegt in ihrer impliziten Annahme eines Maschinenbildes des Menschen, in dem sich auch der moderne Mensch nicht findet. Dieses Auseinanderklaffen zwischen der Selbstwahrnehmung der Patienten und dem angewandten Medizinalsystem wurde als Grund für den weitverbreiteten Trend zu alternativen Heilmethoden erkannt. Das praktizierte Menschenbild hat aber auch bezüglich seiner eigenen Therapien Mängel und Grenzen und benötigt deshalb eine Revision. Diese Revision muß wieder in Richtung auf ein personales, ganzheitliches Konzept gehen, was sich auch auf Grund der jüngsten Forschungsresultate in der Medizin und Physik aufdrängt.

These 9
Interdisziplinarität weitet disziplinäre Enge.

Interdisziplinarität, verstanden als Diskurs zwischen Disziplinen, die von ihrem grundsätzlichen Ansatz her unterschiedlich sind – insbesondere Interdisziplinarität zwischen naturwissenschaftlichen und geisteswissenschaftlichen Methoden –, wird in Zukunft unerläßlich sein. Die anstehenden Probleme sind zu komplex, als daß eine Disziplin allein genügend weitreichende Lösungsvorschläge erarbeiten kann. Abgesehen davon sind die Wissensgebiete zu weitläufig geworden und können nicht mehr von einer einzelnen Person überblickt werden. Es geht nicht darum, unberührt und unberührend Wissen an Wissen zu reihen, sondern durch Zusammenarbeit der Disziplinen Zusammenhänge zu sehen und Neues entstehen zu lassen. Die Kunst der egalitären Zusammenarbeit ist zu lernen, damit das enorme Detailwissen der verschiedenen Disziplinen in interdisziplinären, lebensnahen Modellen nutzbar wird.

Die Allmachtsphantasien, die sich im Gesundheitswesen immer wieder regen, werden so nach innen und nach außen sichtbar unterbunden. Den existentiellen Fragen von Menschen kann nur der interdisziplinäre Diskurs gerecht werden, wobei der Schwerpunkt der Entscheidungsfindung und der Handlungsebene durch die Patienten selbst definiert werden soll. Nur so kann es innerhalb eines ausufernden medizinischen Angebotes zu individuell sinnvollen Therapiewegen und autonomer Selbstbegrenzung kommen.

These 10
Ohne Kunst wird Heilkunst zur Reparatur.

Dem Unermeßlichen, dem Unheimlichen, dem Leiden und dem Tod hat der Mensch seit Urzeiten in Kunstwerken genauso Form gegeben wie dem Schönen, der Liebe und dem Glück. Kunst macht Unsichtbares sichtbar und hilft so, das Leben mit all seinen Aspekten zu begreifen. Kunst gibt seit jeher dem Leben in all seinen Facetten einen Raum, in dem das aktuelle Weltbild erscheinen kann. Der eigenen Krankheit, dem Schmerz, dem Leiden sowie der eigenen Kraft, der Gesundheit, der Liebe in künstlerischer, persönlicher Form Ausdruck zu geben hilft Zusammenhänge, hilft die unverwechselbare Lebensgeschichte zu erkennen. Daraus ergibt sich die Wahl, wie mit Leben und Tod, mit Gesundsein und Kranksein, mit Vergänglichkeit und Entstehen umgegangen werden soll.

Die Forderung, die an alles künstlerische Schaffen gestellt ist, nämlich so lange am Werk zu arbeiten, bis es vollendet, die Qualität des »so und nicht irgendwie« erreicht worden ist, darf auch eine Richtlinie für das interdisziplinäre, begleitende Team und den Patienten sein. In künstlerischer Haltung also soll so lange gemeinsam nach der Art und Weise der Behandlung gesucht werden, bis die Gewißheit gewonnen wird: So will ich mit meinem Leben, so will ich mit meiner Krankheit, so will ich mit meinem Schmerz, so will ich mit meinen Grenzen, so will ich mit meinem Sterben umgehen. So und nicht irgendwie.

These 11
Psychotherapie in die Behandlung einzubeziehen fördert
nachhaltiges Gesundsein und spart Kosten.

Psychotherapie ist eine Wissenschaft des 20. Jahrhunderts. Sie entwickelte sich in Ergänzung zur Naturwissenschaft, die im Glauben an das Objektive das Subjektive außer acht ließ. Die kunst- und ausdrucksorientierte Psychotherapie ergänzt das medizinisch-pflegerische Behandlungsangebot. Damit wird die naturwissenschaftliche Sichtweise um die geisteswissenschaftliche erweitert. Patienten, die dies wünschen, können ihr Kranksein in Begleitung des interdisziplinären Teams aus verschiedenen Blickwinkeln betrachten und so einen erweiterten Zugang zu sich selber finden. Gemäß der ganzheitlichen Sicht des Menschen, wonach Körper, Seele und Geist nicht voneinander zu trennen sind, wurde der Begriff der Universellen Psychosomatik eingeführt. Sie besagt, daß bei jedem Krankheitsereignis unabhängig von der medizinischen Diagnose immer der ganze Mensch in seinem Sein betroffen ist. Folgerichtig macht es Sinn, Psychotherapie grundsätzlich beizuziehen. Durch eine sorgfältige und umfassende Standortbestimmung der je eigenen Lebenslage können Zusammenhang, Hintergrund und Sinn einer Existenz, die aus dem Gleichgewicht geraten ist, besser erkannt, neue Wege geübt und zu neuem nachhaltigen Gesundsein gefunden werden.

These 12
Ohne integrative Modelle sind Wege aus der gesundheits-
politischen Sackgasse nicht möglich.

Integrative Modelle sind die zwingende Konsequenz aus
dem Gesagten. Entscheidungen, insbesondere die großen
Linien der Behandlung und der Lebensführung müssen
an ein und demselben Ort, dort wo möglichst viel über
die Biographie eines Patienten bekannt ist, im interdisziplinären Diskurs erarbeitet werden. Technisch-medizini-
sche Hochleistungen sollen zentralisiert angeboten werden. Therapien, die über eine rein technische Behandlung
hinausgehen, müssen hinsichtlich Planung, Begleitung
und Führung so dezentral wie möglich und so integrativ
wie vom Patienten gewünscht durchgeführt werden.

Anmerkungen

1 zit. nach: www.who.int/aboutwho/en/definition.html

2 Gadamer, Hans-Georg. *Über die Verborgenheit der Gesundheit.* Frankfurt a. M. 1993. S. 126f.

3 ebda. S. 143.

4 Schmid, Wilhelm. *Schönes Leben? Einführung in die Lebenskunst.* Frankfurt a. M. 2000. S. 142f.

5 Gadamer, Hans-Georg. *Leiberfahrung und Objektivierbarkeit,* in: *Über die Verborgenheit ...* S. 98.

6 vgl. dazu: Wendt, Victor K. *Polarität. Das kosmische Gesetz der Ureinheit.* Basel 1986; Dethlefsen, Thorwald. *Krankheit als Weg.* München 1983.

7 Laotse. *Tao Te King.* München 1989.

8 Wilber, Ken. *Wege zum Selbst. Östliche und westliche Ansätze zu persönlichem Wachstum.* München 1984. S. 39.

9 M.C. Escher. *Periodische Zeichnung 44; XII 1941 Vogel.* © 2006 The M.C. Escher Company – Holland, All rights reserved.

10 Antonovsky, Aaron. *Salutogenese: Zur Entmystifizierung der Gesundheit.* Tübingen 1997.

11 Zeyer, Albert. *Die Kühnheit, trotzdem ja zu sagen.* Bern/München/Wien 1997. S. 176ff.

12 Heitler, Walter. *Die Natur und das Göttliche.* Zug 1977. S. 60.

13 vgl. dazu Bataille, Georges. *Die Erotik.* München 1994. S. 16.

14 zit. nach: Siegel, Bernie. *Mit der Seele heilen – Gesundheit durch inneren Dialog.* Düsseldorf/Wien 1993. S. 321.

15 zit. nach: Zeyer, Albert. *Die Kühnheit ...* S. 21.

16 vgl. dazu: Aristoteles. *Metaphysik.* Stuttgart 1970.

17 Heitler, Walter. *Die Natur ...* S. 57.

18 zit. in: Roszak, Theodor. *Oeko-Psychologie – Der entwurzelte Mensch und der Ruf der Erde.* Stuttgart 1994. S. 169.

19 ebda. S. 169f.

20 M.C. Escher. *Zeichnende Hände. 1948* © 2006 The M.C. Escher Company – Holland, All rights reserved.

21 Groddeck, Georg. *Das Buch vom Es. Psychoanalytische Briefe an eine Freundin.* Frankfurt a. M./Berlin 1989. S. 140.

22 zit. in: Nager, Frank. *Gesundheit, Krankheit, Heilung, Tod.*

Betrachtungen eines Arztes. Stiftung Akademie 91, Luzern 1997. S. 15.

23 zit. nach: Reichlin, Urs. *Heilung durch Sinnfindung.* ›Intra 45‹. Bern 2000. S. 30-37.

24 Nietzsche, Friedrich. *Werke in zwei Bänden.* Band 2. München 1955. S. 257.

25 zit. in: Nager, Frank. *Gesundheit* ... S. 13.

26 ebda. S. 25.

27 ebda. S. 58.

28 Uexküll, Thure von. *Integrierte Psychosomatische Medizin in Praxis und Klinik.* Stuttgart/New York 1994. S. 29.

29 ebda.

30 vgl. Vortragsreihe von Wilhelm Schmid zum Thema *Die Kunst des Berührens und des Berührtwerdens.* Zu beziehen über priska.eicher@bezirksspital-affoltern.ch

31 zit. nach: Sloan, R. P.; Bagiella, E.; Powell, T. *Religion, spirituality, and medicine.* ›The Lancet‹, February 20, 1999. Vol. 353.

32 Astin, John A.; Harkness, Elaine; Ernst, Edzard. *The Efficacy of »Distant Healing«: A Systematic Review of Randomized Trials.* ›Annals of Internal Medicine‹, 2000. Vol. 132, No. 11: 903-910. S. 910.

33 Sicher, Fred; Trag, Elisabeth; Moore, Dan; Smith, Helene S. *A Randomized Double-Blind Study of the Effect of Distant Healing in a Population With Advanced AIDS. Report of a Small Scale Study.* ›Western Journal of Medicine‹, December 1998. Vol. 169, No. 6, S. 356-363.

34 zit. nach: Boesch, J. *Alternative Medicine Goes Mainstream.* ›Schweizerische Ärztezeitung‹, 2000. 81: Nr. 45. S. 2550f.

35 Schmid, Gary Bruno. *Tod durch Vorstellungskraft.* Wien/New York 2000.

36 Fossel, Michael. *Das Unsterblichkeitsenzym.* München 1996.

37 Nietzsche, Friedrich. *Werke* ... S. 120 f.

38 Heidegger, Martin. *Der Ursprung des Kunstwerkes.* Stuttgart 1990. S. 97.

39 zit. nach: Brantschen, Niklaus. ›GO UN ZENDO‹, Januar 1991. Nr. 7, S. 3.

40 Rilke, Rainer Maria. *Briefe über Cézanne.* Frankfurt a. M. 1952. S. 117.

41 Zweig, Stefan. *Das Geheimnis künstlerischen Schaffens. Essays.*
   Frankfurt a. M. 1984. S. 7.

42 Kandinsky, Wassily. *Essay über Kunst und Künstler.* Bern 1973.
   S. 99.

43 Bocola, Sandro. *Die Kunst der Moderne.* München/New York
   1997. S. 76ff.

44 ebda. S. 57.

45 zit. aus: Rilke, Rainer Maria. *Briefe …* S. 119.

46 Applefeld, Aharon, in: Lewis, Stephen (ed.). *Art Out of Agony:
   The Holocaust Theme in Literature, Sculpture and Film.* Toronto
   1984. S. 167.

47 Levine, Stephen K. *»Und doch« – Gedichte nach Auschwitz.*
   ›Kunst & Therapie – Zeitschrift der Praxis künstlerischer Therapien‹, 1./2. 1999. S. 65.

48 Rilke, Rainer Maria. *Briefe an einen jungen Dichter.* Zürich 1997.
   S. 13/14.

49 Beuys, Joseph. *Jeder Mensch ein Künstler.* Frankfurt a. M. 1991.
   S. 5.

50 Zweig, Stefan. *Das Geheimnis …* S. 365.

51 ebda. S. 369.

52 vgl. dazu: McNiff, Shaun. *Art as Medicine. Creating a Therapy of
   the Imagination.* London 1994; McNiff, Shaun. *Über die Ethik
   und Autonomie der Bilder* in: Decker-Voigt, H.-H. (Hrsg.) *Spiele
   der Seele. Traum, Imagination und künstlerisches Tun.* Bremen
   1993.

53 Heidegger, Martin. *Der Ursprung …* S. 27.

54 Brecht, Bertolt. *Gesammelte Werke.* Frankfurt a. M. 1967. Bd. 16,
   S. 843f.

55 zit. in: *Ein Lesebuch zum Thema Kunst und Qualität.* Pfäffikon
   1990. S. 81.

56 vgl. dazu: Petersen, Peter. *Heilkunst – Auf der Suche nach therapeutischer Zukunft. Eine Auseinandersetzung mit Kunst und
   Kunstbegriff in der modernen Medizin im Lichte der neuen Künste,* in: Decker-Voigt, Hans Helmut (Hrsg.). *Spiele der Seele.* Bremen 1992.

57 Sachs, Nelly. *Späte Gedichte.* Frankfurt a. M. 1968. S. 219.

58 Schönberg, Katja. *Auguste Rodin – »Kunst ist nichts als Empfindung«.* HörBuch. München 2000.

59 Guntern, Gottlieb (Hrsg.). *Der kreative Weg: Kreativität in Wirtschaft, Kunst und Wissenschaft.* Zürich 1991. S. 31.

60 Mainzer, Klaus. *Wissenschafts- und philosophiehistorische Grundlagen der Inter- und Transdisziplinarität,* in: Arber, Werner (Hrsg.). *Inter- und Transdisziplinarität – Warum? Wie?* Bern/Stuttgart/Wien 1993. S. 47.

61 zit. nach Mogalle, Marc. *Transdisziplinäre Nachhaltigkeitsforschung – Vom Schlagwort zu Forschungskonzeption.* Institut für Wirtschaft und Ökologie an der Universität St. Gallen, März 1999. S. 15.

62 vgl. dazu weiterführende Literatur: Eden, Tania. *Lebenswelt und Sprache. Eine Studie zu Husserl, Quine and Wittgenstein.* München 1999; Gander, Hans-Helmuth. *Selbstverständnis und Lebenswelt. Grundzüge einer phänomenologischen Hermeneutik im Ausgang von Husserl und Heidegger.* Frankfurt 2001.

63 Gschwend, Heinz W. *Interdisziplinarität: Bedürfnis aus der Sicht der industriellen Praxis,* in: Arber, Werner (Hrsg.): *Inter- und Transdisziplinarität* … S. 76.

64 Fronzoni, A. G. *Man hielt mich für verrückt, doch man ließ mich gewähren.* Baden, 1999. S. 3.

65 zit. nach: Luban Plozza, B. *Begegnungen und Hoffnungen. Zum 10. Todestag von Erich Fromm.* ›Hospitalis‹ 1990. 60, Nr. 11: 646-652.

66 Gadamer, Hans-Georg. *Über die Verborgenheit* … S. 38.

67 Baumann-Hölzle, Ruth; Strebel, Urs. *Betreuung von chronisch Kranken und Sterbenden,* in: Bondolfi, Alberto; Müller, Hansjakob (Hrsg.). *Medizinische Ethik im ärztlichen Alltag.* Basel/Bern 1999. S. 342-352.

68 Capra, Fritjof. *Wendezeit – Bausteine für ein neues Weltbild.* Bern/München/Wien 1983. S. 368.

69 ebda. S. 367.

70 Goethe, Wolfgang F. *Gedenkausgabe der Werke, Briefe und Gespräche.* Zürich 1948 ff. Band 24, S. 87.

71 vgl. dazu: Condrau, Gion. *Daseinsanalyse. Philosophisch-anthropologische Grundlagen. Die Bedeutung der Sprache.* Bern/Stuttgart/Toronto 1989; Padrutt, Hans. *Nicht Herr im eigenen Hause – Freud und Heidegger zusammengedacht,* in: ›Daseinsanalyse‹, Basel 1991. Vol. 8, Nr. 1-2, S. 7-22; Boss, Medard.

Psychoanalyse und Daseinsanalytik. München 1980.

72 vgl. dazu weiterführende Literatur: Levine, Stephen K. and Ellen G. *Foundations of Expressive Arts Therapy, theoretical and clinical perspectives.* London/Philadelphia 1999; Levine, Stephen. *Poiesis, the language of psychology and the speech of soul.* Toronto 1992; Knill, Paolo. *Neue Entwicklungen der Therapie mit kreativen Medien,* in: Petzold, H.; Orth, I. (Hrsg.). *Die neuen Kreativitätstherapien. Handbuch der Kunsttherapie.* Band 1. Paderborn 1990; Knill, Paolo; Nieham, Helen; Fuchs, Margo. *Minstrels of soul, Intermodal Expressive Therapy.* Toronto 1993; Decker-Voigt, Hans Helmut (Hrsg.). *Spiele der Seele – Traum, Imagination und künstlerisches Tun.* Bremen 1993; Schibler, Gina. *Kreativ-emanzipierende Seelsorge – Konzepte der intermedialen Kunsttherapien und der feministischen Hermeneutik als Herausforderung an die kirchliche Praxis.* Stuttgart 2000.

73 Knill, Paolo. *Eros und Schönheit: Kunst und Therapie. Das Kunstanaloge in der therapeutischen Zuwendung,* in: ›Musik-, Tanz- und Kunsttherapie – Zeitschrift für künstlerische Therapien‹. Göttingen 1990.

74 Levine, Stephen. *Die Idee der Integration in den Kunsttherapien.* Referat gehalten in Affoltern am Albis. Zu beziehen bei Annina Hess-Cabalzar.

75 zit. in: *Ein Lesebuch ...* S. 60.

76 Rilke, Rainer Maria. *Briefe über ...* S. 110.

77 Petersen, Peter. *Der Therapeut als Künstler. Ein integrales Konzept von Psychotherapie und Kunsttherapie.* Paderborn 1989. S. 35.

78 Knill, Paolo. *Das unvermittelbare Heilmittel oder das Dritte in der Kunsttherapie,* in: Petersen, Peter (Hrsg.). *Ansätze kunsttherapeutischer Forschung.* Berlin/Heidelberg/New York/London/Paris/Tokyo/Hong Kong/Barcelona 1990. S. 94.

79 Petersen, Peter. *Der Therapeut ...* S. 47.

80 Knill, Paolo. *Das Kristallisationsprinzip in einer musikorientierten Psychotherapie,* in: Frohne-Hagemann, Isabelle (Hrsg.). *Musik und Gestalt – klinische Musiktherapie als integrative Musiktherapie.* Paderborn 1990. S. 75-79.

81 Muschg, Adolf. *Literatur als Therapie?* Referat Balint Tagung. Ascona 1994. S. 5.

82 Rilke, Rainer Maria. *Die Gedichte.* Frankfurt a. M. 1998. S. 239.

83 zit. aus: *Ein Lesebuch* ... S. 60.

84 Sogyal (Rinpoche). *Das tibetische Buch vom Leben und vom Sterben.* Bern/München/Wien 1994. S. 226.

85 Rilke, Rainer Maria. *Bücher. Theater. Kunst.* Hg. von Richard von Mises. Frankfurt a. M. 1991. S. 145.

86 Zweig, Stefan. *Das Geheimnis künstlerischen Schaffens. Essays.* Frankfurt a. M. 1984. S. 249.

87 Bangert, A. et al. *Psychische Störungen bei internistischen und chirurgischen Krankenhauspatienten. Prävalenz und Handlungsbedarf,* in: ›Nervenarzt‹, 1995. 66: 670-677.

88 Lamprecht, Friedhelm. *Die ökonomischen Folgen von Fehlbehandlungen psychosomatischer und somatopsychischer Erkrankungen,* in: ›Psychotherapie, Psychosomatik, med. Psychologie‹, 1996. 46: 283-291.

89 Frei, Andreas; Greiner, Roger-Axel. *Der volkswirtschaftliche Nutzen der Psychotherapie.* Basel 2001. Noch nicht veröffentlicht.

90 Tillich, Paul. *Der Mut zum Sein,* in: Tillich, Paul. *Gesamtwerk.* Band XI: *Sein und Sinn.* Stuttgart 1976. S. 38.

91 Domin, Hilde. *Wer es könnte. Gedichte.* Hünfelden 2000. S. 61.

92 Beckett, Samuel. *Der Namenlose.* Frankfurt a. M. 1990.

93 Gadamer, Hans-Georg. *Über die Verborgenheit* ... S. 108.

94 *Basler Zeitung,* 23. 12. 1995. In überarbeiteter Form in: Wilhelm Schmid, *Philosophie der Lebenskunst. Eine Grundlegung.* Frankfurt a. M. 1998; und erneut in: Schmid, Wilhelm. *Schönes Leben? Einführung in die Lebenskunst,* Frankfurt a. M. 2000.

95 vgl. Schmid, Wilhelm. *Selbstsorge,* in: *Historisches Wörterbuch der Philosophie,* Bd. 9. Basel 1995; und ausführlicher: Schmid, Wilhelm. *Selbstsorge. Zur Biographie eines Begriffs,* in: Martin Endreß (Hrsg.). *Zur Grundlegung einer integrativen Ethik. Für Hans Krämer.* Frankfurt a. M. 1995.

96 Antonovsky, Aaron. *Salutogenese* ... S. 15.

97 ebda.

98 ebda. S. 24.

99 Zeyer, Albert. *Die Kühnheit* ... S. 177.

100 Baeriswyl, Michel. *Chillout – Wege in eine neue Zeitkultur.* München 2000. S. 44 f.

Bibliographie

Bücher

Antonovsky, Aaron. *Salutogenese: Zur Entmystifizierung der Gesundheit.* Tübingen 1997.

Applefeld, Aharon, in: Lewis, Stephen (ed.). *Art Out of Agony: The Holocaust Theme in Literature, Sculpture and Film.* Toronto 1984.

Aristoteles. *Metaphysik.* Stuttgart 1970.

Baeriswyl. Michel. *Chillout – Wege in eine neue Zeitkultur.* München 2000.

Bataille, Georges. *Die Erotik.* München 1994.

Baumann-Hölzle, Ruth; Strebel, Urs. *Betreuung von chronisch Kranken und Sterbenden,* in: Bondolfi, Alberto; Müller, Hansjakob (Hrsg.). *Medizinische Ethik im ärztlichen Alltag.* Basel/Bern 1999.

Beckett, Samuel. *Der Namenlose.* Frankfurt a. M. 1990.

Beuys, Joseph. *Jeder Mensch ein Künstler.* Frankfurt a. M. 1991.

Bocola, Sandro. *Die Kunst der Moderne.* München/New York 1997.

Boss, Medard. *Psychoanalyse und Daseinsanalytik.* München 1980.

Brecht, Bertolt. *Gesammelte Werke.* Frankfurt a. M. 1967. Bd. 16.

Capra, Fritjof. *Wendezeit – Bausteine für ein neues Weltbild.* Bern/München/Wien 1983.

Condrau, Gion. *Daseinsanalyse. Philosophisch-anthropologische Grundlagen. Die Bedeutung der Sprache.* Bern/Stuttgart/Toronto 1989.

Decker-Voigt, Hans Helmut (Hrsg.). *Spiele der Seele – Traum, Imagination und künstlerisches Tun.* Bremen 1993.

Dethlefsen, Thorwald. *Krankheit als Weg.* München 1983.

Domin, Hilde. *Wer es könnte. Gedichte.* Hünfelden 2000.

Eden, Tania. *Lebenswelt und Sprache. Eine Studie zu Husserl, Quine und Wittgenstein.* München 1999.

Ein Lesebuch zum Thema Kunst und Qualität. Pfäffikon 1990.

Fossel, Michael. *Das Unsterblichkeitsenzym.* München 1996.

Fronzoni, A. G. *Man hielt mich für verrückt, doch man ließ mich gewähren.* Baden 1999.

Gadamer, Hans-Georg. *Über die Verborgenheit der Gesundheit.* Frankfurt a. M. 1993.

Gander, Hans-Helmuth. *Selbstverständnis und Lebenswelt. Grund-*

züge einer phänomenologischen Hermeneutik im Ausgang von Husserl und Heidegger. Frankfurt a.M. 2001.

Goethe, Wolfgang F. *Gedenkausgabe der Werke, Briefe und Gespräche.* Zürich 1948 ff. Band 24.

Groddeck, Georg. *Das Buch vom Es. Psychoanalytische Briefe an eine Freundin.* Frankfurt a. M./Berlin 1989.

Guntern, Gottlieb (Hrsg.). *Der kreative Weg: Kreativität in Wirtschaft, Kunst und Wissenschaft.* Zürich 1991.

Gschwend, Heinz W. *Interdisziplinarität: Bedürfnis aus der Sicht der industriellen Praxis,* in: Arber, Werner (Hrsg.). *Inter- und Transdisziplinarität – Warum? Wie?* Bern/Stuttgart/Wien 1993.

Heidegger, Martin. *Der Ursprung des Kunstwerkes.* Stuttgart 1990.

Heitler, Walter. *Die Natur und das Göttliche.* Zug 1977.

Kandinsky, Wassily. *Essay über Kunst und Künstler.* Bern 1973.

Knill, Paolo. *Das Kristallisationsprinzip in einer musikorientierten Psychotherapie,* in: Frohne-Hagemann, Isabelle (Hrsg.). *Musik und Gestalt – klinische Musiktherapie als integrative Musiktherapie.* Paderborn 1990.

Knill, Paolo. *Neue Entwicklungen der Therapie mit kreativen Medien,* in: Petzold, H.; Orth, I. (Hrsg.). *Die neuen Kreativitätstherapien. Handbuch der Kunsttherapie.* Band 1. Paderborn 1990.

Knill, Paolo. *Das unvermittelbare Heilmittel oder das Dritte in der Kunsttherapie,* in: Petersen, Peter (Hrsg.). *Ansätze kunsttherapeutischer Forschung.* Berlin/Heidelberg/New York/London/Paris/Tokyo/Hong Kong/Barcelona 1990.

Knill, Paolo; Nieham, Helen; Fuchs, Margo. *Minstrels of soul – Intermodal Expressive Therapy.* Toronto 1993.

Laotse. *Tao Te King.* München 1989.

Levine, Stephen. *Poiesis – the language of psychology and the speech of soul.* Toronto 1992.

Levine, Stephen K. and Ellen G. *Foundations of Expressive Arts Therapy – theoretical and clinical perspectives.* London/Philadelphia 1999.

Mainzer, Klaus. *Wissenschafts- und philosophiehistorische Grundlagen der Inter- und Transdisziplinarität,* in: Arber, Werner (Hrsg.). *Inter- und Transdisziplinarität – Warum? Wie?* Bern/Stuttgart/Wien 1993.

McNiff, Shaun. *Art as Medicine. Creating a Therapy of the Imagination.*

London 1994.

McNiff, Shaun. *Über die Ethik und Autonomie der Bilder,* in: Decker-Voigt, H.-H. (Hrsg.). *Spiele der Seele. Traum, Imagination und künstlerisches Tun.* Bremen 1993.

Mises, Richard von. *R.M. Rilke. Bücher. Theater. Kunst.* Frankfurt a. M. 1991.

Mogalle, Marc. *Transdisziplinäre Nachhaltigkeitsforschung – Vom Schlagwort zu Forschungskonzeption.* Institut für Wirtschaft und Ökologie an der Universität St. Gallen, März 1999.

Muschg, Adolf. *Literatur als Therapie?* Referat Balint Tagung. Ascona 1994.

Nager, Frank. *Gesundheit, Krankheit, Heilung, Tod. Betrachtungen eines Arztes.* Stiftung Akademie 91, Luzern 1997.

Nietzsche, Friedrich. *Werke in zwei Bänden.* Band 2. München 1955.

Petersen, Peter. *Heilkunst – Auf der Suche nach therapeutischer Zukunft. Eine Auseinandersetzung mit Kunst und Kunstbegriff in der modernen Medizin im Lichte der neuen Künste,* in: Decker-Voigt, Hans Helmut (Hrsg.). *Spiele der Seele.* Bremen 1992.

Petersen, Peter. *Der Therapeut als Künstler. Ein integrales Konzept von Psychotherapie und Kunsttherapie.* Paderborn 1989.

Reichlin, Urs. *Heilung durch Sinnfindung.* ›Intra 45‹. Bern 2000.

Rilke, Rainer Maria. *Briefe an einen jungen Dichter.* Zürich 1997.

Rilke, Rainer Maria. *Briefe über Cézanne.* Frankfurt a. M. 1952.

Rilke, Rainer Maria. *Die Gedichte.* Frankfurt a. M. 1998.

Roszak, Theodor. *Oeko-Psychologie – Der entwurzelte Mensch und der Ruf der Erde.* Stuttgart 1994.

Sachs, Nelly. *Späte Gedichte.* Frankfurt a. M. 1968.

Schibler, Gina. *Kreativ-emanzipierende Seelsorge – Konzepte der intermedialen Kunsttherapien und der feministischen Hermeneutik als Herausforderung an die kirchliche Praxis.* Stuttgart 2000.

Schmid, Gary Bruno. *Tod durch Vorstellungskraft.* Wien/New York 2000.

Schmid, Wilhelm. *Philosophie der Lebenskunst. Eine Grundlegung.* Frankfurt a. M. 1998.

Schmid, Wilhelm. *Schönes Leben? Einführung in die Lebenskunst.* Frankfurt a. M. 2000.

Schmid, Wilhelm. *Selbstsorge,* in: *Historisches Wörterbuch der Philosophie,* Bd. 9. Basel 1995.

Schmid, Wilhelm. *Selbstsorge. Zur Biographie eines Begriffs,* in: Martin Endreß (Hrsg.). *Zur Grundlegung einer integrativen Ethik. Für Hans Krämer.* Frankfurt a. M. 1995.

Schönberg, Katja. *Auguste Rodin – »Kunst ist nichts als Empfindung«.* HörBuch. München 2000.

Siegel, Bernie. *Mit der Seele heilen. Gesundheit durch inneren Dialog.* Düsseldorf/Wien 1993.

Sogyal (Rinpoche). *Das tibetische Buch vom Leben und vom Sterben.* Bern/München/Wien 1994.

Tillich, Paul. *Der Mut zum Sein,* in: Tillich, Paul. *Gesamtwerk.* Band XI: *Sein und Sinn.* Stuttgart 1976.

Uexküll, Thure von. *Integrierte Psychosomatische Medizin in Praxis und Klinik.* Stuttgart/New York 1994.

Wendt, Victor K. *Polarität. Das kosmische Gesetz der Ureinheit.* Basel 1986.

Wilber, Ken. *Wege zum Selbst. Östliche und westliche Ansätze zu persönlichem Wachstum.* München 1984.

Zeyer, Albert. *Die Kühnheit, trotzdem ja zu sagen.* Bern/München/Wien 1997.

Zweig, Stefan. *Das Geheimnis künstlerischen Schaffens. Essays.* Frankfurt a. M. 1984.

Zeitungen/Zeitschriften

Astin, John A.; Harkness, Elaine; Ernst, Edzard. *The Efficacy of »Distant Healing«: A Systematic Review of Randomized Trials.* ›Annals of Internal Medicine‹, 2000. Vol. 132, No. 11: 903-910.

Bangert, A. et al. *Psychische Störungen bei internistischen und chirurgischen Krankenhauspatienten. Prävalenz und Handlungsbedarf,* in: ›Nervenarzt‹, 1995. 66.

Boesch, J. *Alternative Medicine Goes Mainstream.* ›Schweizerische Ärztezeitung‹, 2000. 81: Nr. 45.

Brantschen, Niklaus. ›GO UN ZENDO‹, Januar 1991. Nr. 7.

Knill, Paolo. *Eros und Schönheit: Kunst und Therapie. Das Kunstanaloge in der therapeutischen Zuwendung,* in: ›Musik-, Tanz- und Kunsttherapie – Zeitschrift für künstlerische Therapien‹. Göttingen 1990.

Lamprecht, Friedhelm. *Die ökonomischen Folgen von Fehlbehandlun-*

gen psychosomatischer und somatopsychischer Erkrankungen, in: ›Psychotherapie, Psychosomatik, med. Psychologie‹, 1996. 46.

Levine, Stephen K. *»Und doch« – Gedichte nach Auschwitz.* ›Kunst & Therapie – Zeitschrift der Praxis künstlerischer Therapien‹, 1./2. 1999.

Luban Plozza, B. *Begegnungen und Hoffnungen. Zum 10. Todestag von Erich Fromm.* ›Hospitalis‹ 1990. 60, Nr. 11.

Padrutt, Hans. *Nicht Herr im eigenen Hause – Freud und Heidegger zusammengedacht*, in: ›Daseinsanalyse‹, Basel 1991. Vol. 8, Nr. 1-2.

Schmid, Wilhelm. *Vom Sinn der Schmerzen,* in: ›Basler Zeitung‹, 23. 12. 1995.

Sicher, Fred; Trag, Elisabeth; Moore, Dan; Smith, Helene S. *A Randomized Double-Blind Study of the Effect of Distant Healing in a Population With Advanced AIDS. Report of a Small Scale Study.* ›Western Journal of Medicine‹, December 1998. Vol 169, No. 6.

Sloan, R. P.; Bagiella, E.; Powell, T. *Religion, spirituality, and medicine.* ›The Lancet‹, February 20, 1999. Vol. 353.

Unveröffentlichte Studien/Referate

Frei, Andreas; Greiner, Roger-Axel. *Der volkswirtschaftliche Nutzen der Psychotherapie.* Basel 2001.

Levine, Stephen. *Die Idee der Integration in den Kunsttherapien.* Referat gehalten in Affoltern am Albis (zu beziehen über Annina Hess-Cabalzar).

Schmid, Wilhelm. *Die Kunst des Berührens und des Berührtwerdens.* Vortragsreihe, September 2000 (zu beziehen über priska.eicher@bezirksspital-affoltern.ch).

Internet

www.who.int/aboutwho/en/definition.html
Kontakt: www.menschenmedizin.ch

Bernd Hontschik

Körper, Seele, Mensch

Versuch über die Kunst des Heilens
st 3818. 144 Seiten

Wer über die Medizin im 21. Jahrhundert nachdenkt, hat ein großes Klagen im Ohr: Patienten fühlen sich unverstanden, Ärzte sehen sich von Zwängen umstellt, während Technologie und immer neue alternative Methoden Heilsversprechen machen. Doch wie werden wir wirklich gesünder?

Bernd Hontschik, praktizierender Arzt, nimmt sich die Freiheit, über seine tägliche Arbeit – und über sie hinaus – nachzudenken, und plädiert für ein Umdenken in der Medizin. Warum heilen Wunden entgegen aller Logik nicht zu? Warum wirken Medikamente manchmal und manchmal nicht? Seine Antwort: Der Mensch ist weit mehr als eine »triviale Maschine«, und die Kunst des Heilens besteht darin, ihn auch so zu behandeln: als Einheit von Körper und Seele.

Dr. med. Bernd Hontschik, 1952 geboren in Graz, ist Herausgeber der Reihe medizinHuman. Er war Oberarzt der Chirurgischen Klinik im Städtischen Krankenhaus Frankfurt am Main-Höchst, und arbeitet seit seiner Niederlassung 1991 als Chirurg und Unfallarzt. 1989 erhielt er den Roemer-Preis für Psychosomatische Medizin.

Manfred Spitzer

Nervenkitzel

Neue Geschichten vom Gehirn
Mit zahlreichen Abbildungen
st 3820. 300 Seiten

Nach dem Erfolgsbuch Nervensachen (st 3697) legt der bekannte Hirnforscher Manfred Spitzer neue Geschichten vom Gehirn vor, die exzellente Unterhaltung mit faszinierenden Fakten über unser wichtigstes Organ verbinden. Warum merken sich Achtjährige Pokémon-Karten leichter als Tierbilder? Wie schwört unser Hirn Rache, und wie bildet es Vertrauen aus? Und was hat Weihnachten mit der Hirnforschung zu tun?

Manfred Spitzer, geboren 1958, ist Leiter der Universitätsklinik Ulm für Psychiatrie und des Transferzentrums für Neurowissenschaften und Lernen. Sein umfangreiches Werk – darunter der Bestseller Lernen (2002) – wurde 1992 mit dem Forschungspreis der Deutschen Gesellschaft für Psychiatrie und Nervenheilkunde und 2002 mit dem Preis der Cogito-Foundation zur Förderung der Zusammenarbeit von Geistes- und Naturwissenschaften ausgezeichnet.

Klaus Ratheiser

Dauerfeuer

Das verborgene Drama im Krankenhausalltag
st 3821. 243 Seiten

Wie sind die Zustände in den modernen großstädtischen
Krankenhäusern? Wie erleben Ärzte die Arbeit im »Dau-
erfeuer«, den Zeitdruck, die Notwendigkeit, sich zu
rechtfertigen, wenn sie sich länger, als es der Kostenplan
erlaubt, um ihre Patienten und deren Angehörige kümmern möchten? Der Intensivmediziner Klaus Ratheiser
erzählt in eindrucksvollen Episoden von der Situation, in
der sich Ärzte und medizinische Betreuer heute befinden:
allein gelassen mit ihrer Verantwortung und bis an den
Rand der physischen und psychischen Belastbarkeit ge-
trieben. Ein Buch, das vom alltäglichen Wahnsinn des
modernen Krankenhausbetriebs erzählt, ein Buch, das
Patienten wie Ärzten zu denken gibt.

»Ratheiser schreibt einfach, klar und authentisch darüber,
was passiert – und das so eindrücklich, daß der Leser von
Beginn an in den Bann dieser Sprache gezogen und nicht
mehr losgelassen wird.« Wiener Zeitung

Bernard Lown

Die verlorene Kunst des Heilens

Anleitung zum Umdenken
Aus dem Amerikanischen von Helga Drews
suhrkamp taschenbuch 3574
400 Seiten

Nie zuvor konnte die Medizin so viel Gutes tun wie heute
– und nie zuvor hinterfragten so viele Patienten die schulmedizinische Therapie ihrer Ärzte. Liegt das daran, daß
vielen Ärzten die Kunst des Heilens abhanden gekommen ist, die sehr viel mehr beinhaltet als diagnostische
Fähigkeiten und technisches Know-how?
Bernard Lown, einer der renommiertesten Ärzte unserer
Zeit und Kardiologe von Weltrang, hält mit diesem Buch
ein Plädoyer für eine Medizin mit menschlichem Gesicht.
Anschaulich und mit viel Humor erzählt er von seinen eigenen Erfahrungen in der Begegnung mit den Patienten,
von Erfolgen und Fehlern, von der Kunst, dem Patienten
zuzuhören, ebenso wie von der Kunst, den Arzt zum
Zuhören zu bringen.

»Das Buch gehört zum Besten, was im Rahmen der aktuellen gesundheitspolitischen Debatte zum Thema Krankheit und Medizin zu lesen ist, ein Klassiker von Geburt.«
Frankfurter Allgemeine Zeitung

NF 535/1/9.05